Abenteuer Dialyse

Menschen und Technik

Petra Knödler,
Elisabeth Pfinder-Nohe

Wenn wir es nicht tun – wer sonst?

© 2005 Petra Knödler, Elisabeth Pfinder-Nohe
Lektorat und redaktionelle Beratung: Autobiografieservice Matthias
Brömmelhaus (www.autobiografieservice.de)
Für den Inhalt zeichnen die Verfasserinnen verantwortlich
Herstellung und Verlag: Books on Demand GmbH, Norderstedt
ISBN 3-8334-3904-1

Inhalt

Wenn wir es nicht tun – wer sonst?

Wie kommen zwei erfahrene Krankenschwestern, die seit dreißig Jahren in der Dialyse tätig sind, auf die Idee, ein Buch zur Geschichte der Dialyse zu schreiben? Vielleicht deshalb: wenn wir es nicht tun, wer dann?

Heute gehört die Dialyse zu den erprobtesten medizinischen Therapien, fast jeder kennt einen Verwandten, Freund oder Nachbarn, der bis zu drei Mal in der Woche zur Dialyse geht und dieser Nierenersatztherapie sein Leben verdankt.

Als wir Ende der sechziger, Anfang der siebziger Jahre als junge Dialyseschwestern im Katharinenhospital in Stuttgart begannen, mussten jährlich noch 1500 Menschen in Deutschland sterben, weil es nicht genug Dialyseplätze gab. Patienten, die das Glück hatten, einen der wenigen Plätze an einer „künstlichen Niere" zu ergattern, erkauften ihr Leben mit ungeheuren Schwierigkeiten und der Gewissheit, dass ihnen die Maschinen nur drei weitere Lebensjahre ermöglichen würden. Gott sei Dank erwies sich diese Prognose als falsch und so leben noch heute Patientinnen und Patienten der ersten Stunde.

In Gesprächen mit Kollegen und Ärzten werden wir oft gefragt, wie das denn damals war, als Dr. Streicher die ersten Dialysen an chronisch nierenkranken Patienten vornahm. Fast nichts wurde bisher über Leben und Alltag der Kranken, aber auch der Pflegekräfte sowie der Ärzte geschrieben.

Im September 1994 starb Prof. Erich Streicher, Chefarzt der nephrologischen Abteilung am Katharinenhospital in Stuttgart. Uns wurde bewusst, wie wenig seine herausragenden Leistungen für die Entwicklung der Dialyse bisher beschrieben und gewürdigt wurden. Der Entschluss reifte, seine und unsere Geschichte aufzuschreiben. Dass es bis zur Buchfertigstellung einige Zeit dauerte, liegt vor allem an unserer Art des methodischen Vorgehens.

Die Kapitel zur Geschichte der Nephrologie und der Entwicklung des Dialyseverfahrens basieren auf der umfangreichen Literatur, die inzwischen zu diesen Themen vorliegt und die im Literaturverzeichnis am Ende des Buches dokumentiert ist. Dabei erheben wir nicht den Anspruch, ein wissenschaftliches Kompendium geschrieben zu haben, vielmehr geht es uns darum, die Sachverhalte auch Laien verständlich zu machen, weshalb wir auf einen wissenschaftlichen Apparat verzichten.

Im zentralen Kapitel fünf beschreiben wir die Zeit zwischen 1960 und 1980 auf der Dialysestation des Stuttgarter Katharinenhospitals. Das meiste konnten wir aus der eigenen Erinnerung schöpfen. Besonders bedanken möchten wir uns bei den Kollegen Karin Strauss, geborene Tiemann und Dieter Hintennach, denen wir viele wichtige Hinweise verdanken. Bei der Kollegin Heide Alexander aus Fürth bedanken wir uns sehr dafür, dass sie uns an ihrem großen Wissen über die Geschichte der Dialyse bereitwillig teilhaben ließ. Unsere große Bewunderung gilt ihrem Aufbau des Dialysemuseums in Fürth. Ebenfalls herzlich bedanken möchten wir uns bei den Ärzten Dr. Michael Euchenhofer, Dr. Ulrich Knödler, Prof. Dr. Hans W. Schneider und Dr. Hartmann Würz, die uns ihre Erinnerungen an jene Anfangsjahre, in denen sie als Ärzte auf der Station tätig waren, bereitwillig mitteilten.

Ein besonderes Anliegen war es uns, Patientinnen und Patienten zu Wort kommen zu lassen. Zwei Hämodialysepatienten der „Pionierzeit" haben uns ausführlich von ihren Erlebnissen, Eindrücken und Gefühlen in jenen Jahren erzählt. Um dem Leser ein möglichst authentisches Bild jener Zeit zu vermitteln, haben wir diese „Erlebnisberichte" bewusst in der „Ich-Form" belassen. Das gilt auch für den Bericht einer Peritonealdialysepatientin aus jüngerer Zeit, deren Erfahrungen uns besonders am Herzen lagen, denn dieses Verfahren findet in Deutschland immer noch nicht die Verbreitung und Anerkennung, die es verdient.

In jeder Abhandlung über chronisch kranke Menschen wird auf die Bedeutung des familiären Umfelds für den Behandlungserfolg hingewiesen. Zu Wort kommen Familienangehörige aber kaum. Das wollen wir ändern. Deshalb erzählt die Familie eines Langzeit-Dialysepatienten – seine Ehefrau und die beiden Kinder – von ihren Erlebnissen und Erfahrungen.

Den Patienten und ihren Angehörigen, die uns in großer Offenheit ihre Geschichten erzählten, möchten wir an dieser Stelle ganz besonders danken.

So ist aus vielen Puzzlesteinen hoffentlich ein Buch geworden, das Patientinnen wie Patienten und deren Angehörige, Schwestern und Pfleger, Ärztinnen und Ärzte interessiert und einen möglichst plastischen Eindruck davon vermittelt, „wie das mit der Blutwäsche mal begonnen hat."

Besonders am Herzen liegt uns auch, unseren langjährigen Chef, Herrn Prof. Dr. Erich Streicher zu würdigen. Er war einer der bedeutendsten Pioniere der Dialyse in Deutschland. Die moderne Technik der Volumensteuerung, die eine Dialysebehandlung für den Patienten sehr viel verträglicher gemacht hat, wäre ohne ihn nicht denkbar. Vor allem aber war er Arzt mit Leib und Seele, dem das Wohl seiner Patienten über alles ging.

Wesentliches, was wir über Dialyse wissen, haben wir von Prof. Streicher gelernt.

Ihm ist dieses Buch gewidmet.

In der Zeit der Entstehung unseres Buches gab es um uns herum liebe Menschen, die uns tatkräftig unterstützten. Ein herzliches Dankeschön an Paul Pfinder, Hans-Dieter Pfundtner, Regina Klatt und Paul Bendel.

Stuttgart, im September 2005
Elisabeth Pfinder-Nohe, Petra Knödler

Wie alles begann

Wie in vielen Fällen war unsere Berufswahl von Zufällen und persönlichen Erlebnissen abhängig und damit sehr individuell geprägt. Zwei Autorinnen, zwei Berufswege.

Elisabeth Pfinder-Nohe:
Im Alter von 12 Jahren erkrankte ich schwer. Sogar die Sterbesakramente hatte man mir als katholischem Mädchen bereits verabreicht. Als die Krankheit doch gut überstanden war, stand mein Entschluss fest, später einmal Krankenschwester zu werden. Es war mir wie manch anderem Patienten ergangen: Das Leben im Krankenhaus übte trotz Schmerzen und Angst eine große Faszination aus.

In meinem Heimatort Höpfingen bestand keine Möglichkeit, eine entsprechende Ausbildung zu machen. Damit war klar: Nach der Schule musste ich in eine größere Stadt gehen, um Krankenschwester zu werden.

Eine Hürde galt es aber noch zu nehmen: Es gab die Vorschrift, vor Beginn der Ausbildung ein halbjähriges Praktikum im Haushalt oder im Krankenhaus zu absolvieren. Die Arbeitgeberin in diesem Praktikum hatte im Katharinenhospital in Stuttgart Krankenpflege gelernt und ermunterte mich, dort nach einem Ausbildungsplatz zu fragen.

So begann ich meine Krankenpflegeausbildung im Oktober 1966.

Meine Ausbildung startete auf der HNO-Kinderstation, nach einem Vierteljahr wechselte ich in die medizinische Klinik. Im Rahmen eines Nachtdienstes auf der Allgemeinstation arbeitete ich das erste Mal auch in der Akutdialyse. Schon 1967 kam ich mit der Dialyse in Kontakt; ich sollte Dr. Streicher und dem Pfleger bei der Arbeit zur Hand gehen, sie vor allem bei der Überwachung eines Patienten unterstützen, was für mich hauptsächlich Blutdruckmessen bedeutete. Dieser erste Einsatz in der Akutdialyse endete allerdings schnell und abrupt, denn ich kollabierte bei der Ansicht des extrakorporalen Blutkreislaufs und fand mich auf einer Liege im Krankenhausflur wieder.

Mein Lieblingseinsatzort während der Ausbildung war die chirurgische Ambulanz. Dort hätte ich auch gerne nach dem Examen gearbeitet, es gab aber keine freie Stelle.

Mein letzter Einsatz vor dem Examen im Sommer 1969 war die nephrologische Wachstation, was ich als junge, angehende Krankenschwester als „Abenteuer pur" empfand. Patienten mit Nierenversagen unterschiedlichster Ursache aus ganz Baden-Württemberg wurden im Katharinenhospital behandelt. Dabei waren auch sehr dramatische Fälle: Lebend- und Totgeburten, Patienten nach Suizidversuchen unterschiedlichster Art oder die italienische Großfamilie, die sich durch den Verzehr von Knollenblätterpilzen vergiftet hatte. Auf dieser Station gab es keine starr vorgegebenen „Behandlungspfade", für jeden Fall musste eine individuelle Methodik entwickelt werden. Es schien mir sehr reizvoll, auf dieser Station, die sich quasi ständig selbst erfinden musste, zu arbeiten, und so begann ich im Oktober 1969 als Schwester auf der nephrologischen Wachstation M 1.

Als mir im März 1971 ein Wechsel in die nephrologische Ambulanz und Dialyse bei Dr. Streicher angeboten wurde, war ich begeistert. Die Arbeit in dieser Abteilung hatte für mich als junge, verheiratete Frau einen unschätzbaren Vorteil: Jeder Sonntag war arbeitsfrei und es gab keinen Nachtdienst! Für eine junge Krankenschwester waren das paradiesische Zustände!

Petra Knödler

Ich wurde durch eine Schwester meines Vaters auf meinen Berufsweg gebracht. Diese Tante war Krankenschwester und außerdem eine flotte, lebhafte Frau, die mich sehr beeindruckte. Stewardess schien der Traumberuf zu sein, allerdings benötigte man damals Abitur, um Flugbegleiterin zu werden, aber ich hatte „nur" die Mittlere Reife als Schulabschluss. Später kam der Wunsch hinzu, Menschen zu helfen. Der Beruf der Krankenschwester kam dem am nächsten. Da ich aufgrund der Kurzschuljahre beim Schulabschluss erst 16 Jahre alt war, machte ich zunächst eine Ausbildung zur Arzthelferin bei einem Unfallchirurgen. Während dieser Ausbildung stellte ich fest, dass mir die Arbeit mit Patienten tatsächlich lag.

Nach Abschluss der Arzthelferinnenausbildung war ich immer noch zu jung für die Krankenschwesternausbildung und ging für ein „Haushalts-Halbjahr" in die benachbarte Schweiz nach St. Gallen. 1971 war es dann endlich soweit und ich konnte mit der Ausbildung zur Krankenschwester in den Krankenanstalten in Konstanz beginnen, die ich 1974 abschloss.

Während der Ausbildung hatte ich auch einen mehrwöchigen Einsatz auf der Intensivstation, wo ich eines Abends einen Raum mit einem merkwürdigen, mir unbekannten Gerät entdeckte.

Von einer Kollegin erfuhr ich, dass es hier um Blutwäsche ging. Neugierig geworden, wollte ich gerne einmal bei einer solchen Behandlung zusehen, was mir aber nicht gestattet wurde: Erstens würde diese Behandlung nur sehr selten vorgenommen und zweitens sei es für Schülerinnen wegen der Hepatitis-Gefahr nicht erlaubt, dabei anwesend zu sein.

Von da an übte dieser Dialyse-Raum eine ungeheure Faszination auf mich aus. In der Ausbildung spielte die Dialyse aber keine Rolle, tatsächlich wurde sie in Konstanz wohl nur sehr selten durchgeführt.

Die Faszination blieb, und direkt nach meiner Ausbildung bewarb ich mich in der Dialyseabteilung im Katharinenhospital in Stuttgart. Da keine Stelle frei war, machte ich zunächst eine Ausbildung zur Fachschwester für Intensivpflege. Während dieser Ausbildung kam ich endlich auch mit der Dialyse in Kontakt, als ich 1975/76 auf dieser Station eingesetzt wurde. Mich faszinierte die Behandlungsmethode mit ihrer Technik. Hinzu kam, dass dieses noch relativ junge Verfahren keine Arbeitsroutine aufkommen ließ.

Deshalb war ich glücklich, als ich nach Beendigung der Intensivausbildung eine Stelle in der Dialyseabteilung erhielt.

Die Nierenersatztherapien

In diesem Buch gehen wir ausführlich auf die Entwicklung der Dialyse als Nierenersatztherapie ein. Wir schildern die historische Entwicklung seit Entdeckung der Prinzipien von Diffusion und Osmose bis zum klinischen Einsatz der Hämo- und Peritonealdialyse heute. Ausführlich stellen wir die „Pionierzeit" im Katharinenhospital in Stuttgart vor und lassen Patienten und Angehörige der ersten Stunde zu Wort kommen.

Damit auch ein medizinischer Laie, dem die Nierenersatztherapien nicht bekannt sind, diese historischen Betrachtungen verstehen und richtig einordnen kann, stellen wir diese Methoden hier erst kurz im Überblick und aus heutiger Sicht vor.

Zum Schluss wird noch auf die Nierentransplantation eingegangen, weil sie bei den Patientenbiografien in den Kapiteln 7 bis 10 häufig zur Sprache kommt.

Chronisches Nierenversagen/Niereninsuffizienz

Der Funktionsverlust der Niere wird auch als Niereninsuffizienz bezeichnet. Der Begriff „Insuffizienz" kommt aus dem Lateinischen und bedeutet „Schwäche".
Tritt der Funktionsverlust plötzlich und zeitlich begrenzt auf, so wird er als „akut" bezeichnet. Vollzieht sich der Verlust langsam über längere Zeit, so wird er als „chronisch" bezeichnet.

Die Abnahme der Nierenfunktion vollzieht sich oft schleichend und zunächst unbemerkt. Immer mehr Nierengewebe ist nicht mehr in der Lage, Primärharn zu produzieren. Dies ist meist erst dann nachweisbar, wenn bereits die Hälfte des

Nierengewebes geschädigt ist. Vorher gleicht das noch intakte Gewebe den Leistungsverlust aus. So werden noch nahezu alle harnpflichtigen Substanzen ausgeschieden.

Fallen die Nieren vollständig aus, spricht man von terminalem Nierenversagen. Der Körper vergiftet innerhalb kurzer Zeit, dies endet für den Patienten tödlich, wenn keine Behandlungsmaßnahmen eingeleitet werden.

Die Ursache eines langsamen Funktionsverlustes sind meist andere chronische Erkrankungen:

- Eine Nierenschädigung durch Diabetes mellitus: diabetische Nephropathie (über 20 %)
- Die chronische Form der Entzündung der Glomeruli: chronische Glomerulonephritis (ca. 20 %)
- Chronische Nieren- und Nierenbeckenentzündungen: interstitielle Nephritis und chronische Pyelonephritis (ca. 15 %)
- Nierenschädigung durch Bluthochdruck: hypertone vaskuläre Nephropathie (ca. 10 %)
- Familiäre Nierenfehlbildungen mit zahlreichen Zysten, die in der Regel ab dem 40. Lebensjahr zu Niereninsuffizienz führt: polyzystische Nephropathie (ca. 10 %)
- Schädigung durch chronischen Schmerzmittelmissbrauch: Analgetikanephropathie (ca. 5 %)
- Systemerkrankungen (ca. 5 %) wie z. B. Vaskulitiden oder SLE (SLE = Systemischer Lupus Erythematodes): eine Bindegewebserkrankung, die auch die Nieren betrifft; Vaskulitiden = Erkrankung der Blutgefäße, auch die Nieren betreffend
- nicht klassifizierte Ursachen (ca. 15 %)

Der Funktionsverlust vollzieht sich schrittweise. Die Niereninsuffizienz wird daher in vier Stadien eingeteilt:

Das Latenzstadium

In diesem – zunächst symptomlosen – Stadium ist die Funktion der Nieren leicht eingeschränkt. Die harnpflichtigen Substanzen im Blut sind normal.

Kompensierte Retention

Das Zurückhalten von Substanzen im Blut, die eigentlich ausgeschieden werden müssten, bezeichnet man auch als Retention. Eine vollständige Ausscheidung der harnpflichtigen Substanzen ist nicht mehr möglich. Ihre Werte im Blut erhöhen sich, bleiben aber stabil.

Präterminale Niereninsuffizienz

Es kommt zum kontinuierlichen Anstieg der harnpflichtigen Substanzen.

Terminale Niereninsuffizienz (Urämie)

In diesem Stadium geht die Filterleistung der Niere gegen Null. Um zu verhindern, dass der Körper vergiftet, müssen die harnpflichtigen Substanzen nun durch Dialyse aus dem Blut gefiltert werden.

Die Folgen einer Niereninsuffizienz für den Körper sind vielfältig: Es kommt zu Elektrolytstörungen (Kalium, Phosphat, Natrium, Calcium), zur Blutarmut (Renale Anämie) oder Übersäuerung des Blutes (Metabolische Azidose).

Viele Patienten entwickeln bereits frühzeitig Bluthochdruck, der sich negativ auf die Herzkranzgefäße auswirkt.

Die Leistungsfähigkeit der Patienten sinkt und viele leiden unter Schlafstörungen.

Sinkt die Filterleistung der Niere, scheidet der Körper weniger Salze und Wasser aus. Es kommt zu Wassereinlagerungen, so genannten Ödemen. Häufige Beschwerden sind Appetitlosigkeit, Übelkeit, Erbrechen und Durchfälle.

Bei weit fortgeschrittener Niereninsuffizienz, d. h. besonders im Endstadium, können auch folgende Symptome auftreten: Hyperkaliämie, Wadenkrämpfe, der Geruch der Betroffenen nach Urin (der sog. Foetor uraemicus) sowie manchmal Fälle von neurologischen Symptomen wie Sensibilitätsstörungen, Konzentrationsschwäche, Verwirrtheit bis hin zur Bewusstlosigkeit. Gefürchtet ist auch die Entzündung des Herzbeutels (Perikarditis), die tödlich verlaufen kann.

Bei längerer terminaler Niereninsuffizienz leiden die Betroffenen oftmals unter einer gelblichen Verfärbung der Haut sowie Hautjucken. Beides resultiert aus der Einlagerung von Harngiften (ausscheidungspflichtigen Substanzen) in der Haut.

Für die Diagnose der Niereninsuffizienz ist eine Reihe von Untersuchungen notwendig. Dazu gehören die Bestimmung des Kreatininspiegels im Blut, der Kreatinin-Clearance, die Harnstoffbestimmung, bildgebende Verfahren wie Ultraschall sowie die Computertomographie (= CT). Diese Verfahren dienen auch der Verlaufskontrolle.

Der Begriff „Clearance" kommt aus dem Englischen und bedeutet „klären".

Kreatinin ist ein Abbauprodukt des Muskelstoffwechsels. Es wird nur über den Urin ausgeschieden und gehört somit zu den harnpflichtigen Substanzen.

Für die Kreatinin-Clearance bestimmt man im 24-Stunden-

Urin und im Blut die Kreatininmenge. Ist der Kreatinin-Wert im Blut hoch und im Urin niedrig, deutet dies auf eine unzureichende Filterleistung der Niere hin. In die Berechnung der Nierenfunktionsleistung gehen Alter, Geschlecht, Gewicht und Größe ein.

Ein Anstieg der Kreatininwerte – und damit niedrigere Clearance-Werte – zeigen eindeutig das Nachlassen der Nierenfunktion an.

Was ist eine Dialyse?

Dialyse ist die künstliche Blutwäsche. Sie dient dazu, schädliche Stoffe aus dem Körper zu entfernen. Gesunde Nieren filtern giftige (toxische) Stoffwechselprodukte (harnpflichtige Substanzen) aus dem Blut und scheiden sie mit dem Urin aus. Bei der Dialyse wird das Blut an einer Membran vorbeitransportiert, die bestimmte Stoffe filtert. Es gibt zwei verschiedene Dialyseverfahren:

• Hämodialyse
• Peritonealdialyse

Laut Angaben des Kuratoriums für Dialyse und Nierentransplantation sind in Deutschland rund 60.000 Patienten dialysepflichtig.

Die Hämodialyse

Die Hämodialyse ist eine Art der künstlichen Blutwäsche.
Bei einer schweren Funktionseinschränkung oder einem vollständigen Funktionsverlust der Nieren wird das Blut mithilfe

der Hämodialyse durch den Einsatz künstlicher Filtermembranen von schädlichen Stoffen befreit. Bei der Hämodialyse wird ein Gerät mit einem Membranfilter außerhalb des Körpers verwendet, das umgangssprachlich oft als künstliche Niere bezeichnet wird.

Die Hämodialyse kann bei akutem Nierenversagen oder bei Vergiftungen als Therapie für eine beschränkte Zeit angewendet werden. Bei chronischem Nierenversagen (chronischer Niereninsuffizienz) stellt sie eine dauerhafte Therapie dar.

Die Hämodialyse als dauerhafte Therapie bei chronisch Erkrankten findet in den meisten Fällen in einem Dialysezentrum unter der Aufsicht von besonders geschultem Pflegepersonal und einem Ärzteteam statt. In der Regel wird der Patient drei Mal pro Woche für jeweils vier bis fünf Stunden dialysiert. Die Hämodialyse ist somit sehr zeitaufwändig – mit allen Einschränkungen, die sich daraus für Berufstätigkeit und normale Lebensführung ergeben.

Die Funktionsweise der Hämodialyse

Bei der Hämodialyse wird das Blut über eine künstliche Membran außerhalb des Körpers geschickt, um es so von Schadstoffen zu befreien. Blut und Wasser fließen im Gegenstrom aneinander vorbei, getrennt durch eine halbdurchlässige Membran: Sie ist nur für einen Teil der Substanzen durchlässig. Die im Blut höher konzentrierten Stoffe wandern durch die Membran an den Ort der niedrigen Konzentration (Dialysatseite), bis ein Ausgleich erfolgt ist.

Bei der Hämodialyse macht man sich also das physikalische Prinzip der Diffusion zunutze.

Umgekehrt lässt sich das Blut des Patienten durch eine bestimmte Zusammensetzung des Dialysats mit entsprechenden

Stoffen anreichern. Aus dem Blut werden also schädliche Stoffe entfernt und erwünschte Stoffe hinzugefügt. (z. B. Calcium, Kalium, Natrium).

Der Ablauf der Hämodialyse

Für die Hämodialyse muss dem Organismus eine große Menge Blut entnommen, gereinigt und wieder zugeführt werden. Dafür müssen Kanülen in möglichst große, blutgefüllte Venen eingeführt werden. Solche großen Gefäße existieren im menschlichen Körper an leicht zugänglichen Stellen nicht, deshalb muss für die Hämodialyse zunächst ein Gefäßzugang geschaffen werden. Im Fall eines akuten Nierenversagens oder einer Vergiftung erfolgt dies heute in der Regel durch einen Katheter am Hals (Zentraler Venenkatheter, z. B. Shaldon-Katheter).

Ist eine Dauerbehandlung mit der Hämodialyse nötig, wird vom Chirurgen eine Verbindung (Shunt) zwischen Arterie und Vene angelegt, durch die ein hoher Blutfluss in der Vene entsteht.

Damit ist gewährleistet, dass für die Durchführung der Hämodialyse dauerhaft und wiederholt Zugang zu einer größeren Menge Blut vorhanden ist. Außerdem verdickt sich die Wand der Vene. Sie wird dadurch widerstandsfähiger und kann häufiger punktiert werden.

Der Shunt wird dort angelegt, wo eine Arterie und eine Vene möglichst nahe beieinander liegen und außerdem gut zugänglich sind.

Meistens wird die Pulsader am Handgelenk (Arteria radialis) mit einer daneben liegenden Vene verbunden. Nach dem Erfinder dieser Technik spricht man von einem Cimino-Shunt. Dieser Eingriff wird in Regional-Anästhesie durchgeführt, wobei nur der entsprechende Arm betäubt wird. Über einen kleinen Schnitt am Handgelenk werden Arterie und Vene freigelegt. Nachdem der Blutfluss durch Abbinden vorübergehend unterbrochen wurde, werden die beiden Gefäße über kleine Längsschnitte geöffnet und aneinander genäht. Anschließend werden Gewebe und Haut darüber wieder verschlossen.

In Einzelfällen kommt eine andere Technik zum Einsatz, bei der Arterie und Vene nicht direkt aneinander genäht, sondern über einen kurzen Schlauch aus Kunststoff (z. B. Gore-Tex) verbunden werden.

Beim Anlegen eines Shunts gibt es wenige Komplikationen. Allerdings besteht im weiteren Verlauf das Risiko eines Gefäßverschlusses durch Blutgerinnsel. Dann kann der Shunt durch eine kleine Operation wieder durchgängig gemacht werden. Lässt sich kein zufrieden stellender Blutfluss mehr erreichen, muss ein neuer Shunt, eventuell am anderen Arm, gelegt werden.

Fließt ein zu hohes Blutvolumen durch den Shunt, kann das unter Umständen bei einem vorgeschädigten Herzen zu Problemen führen. Ist der Gefäßzugang „ausgereift", kann mit der Hämodialyse begonnen werden.

Nach einem speziellen Training können die Patienten die Hämodialyse aber auch zu Hause durchführen.

Einschränkungen für die Patienten

Da die Hämodialyse nicht kontinuierlich, sondern nur drei Mal in der Woche stattfindet, sammeln sich Wasser und Giftstoffe im Blut an. Viele Stoffe, die man mit dem Essen und Trinken in den Körper aufnimmt, werden nicht ausgeschieden und müssen durch die Dialysebehandlung entfernt werden. Daher haben Hämodialyse-Patienten eine strenge Diät einzuhalten. Ist die Nierenfunktion völlig zum Erliegen gekommen, darf der Patient höchstens einen Liter Flüssigkeit pro Tag aufnehmen, das entspricht einer Gewichtszunahme von etwa einem Kilogramm pro Tag.

Besonders gefährlich ist eine große Menge von Kalium im Körper, wodurch es zu schweren, teils lebensbedrohlichen Herzrhythmusstörungen kommen kann. Besonders viel Kalium enthalten z. B. Steinobst, manches Gemüse, Obstsäfte, Schokolade und Nüsse. Der Patient sollte beim Verzehr dieser Nahrungsmittel zurückhaltend sein.

Empfehlenswert ist eine kalorien- und vor allem eiweißreiche Ernährung, da der Körper durch die Dialyse stark in Anspruch genommen wird.

Bei der Hämodialyse kommt es nur zu einer eingeschränkten Entfernung von Phosphaten. Diese Salze sammeln sich im Körper an und können eine Überfunktion der Nebenschilddrüse auslösen mit der möglichen Folge von Knochenschäden und Arteriosklerose. Patienten müssen deshalb bei jeder Mahlzeit Tabletten einnehmen, die das Phosphat binden. Falls es der Kalzium-Phospat-Spiegel im Blut zulässt, erfolgt auch die Gabe von Vitamin D.

Bei der Dialyse kommt es zu einem Verlust von wasserlöslichen Vitaminen, die deshalb medikamentös ersetzt werden müssen.

Die Prognose

Die Funktion der Niere kann durch die Dialyse nur zu einem kleinen Teil ersetzt werden. Deshalb kommt es bei chronischen Hämodialyse-Patienten nach vielen Jahren häufig zu Spätschäden wie Gefäßverkalkungen, Herzerkrankungen, Knochen- und Gelenkschäden. Durch eine optimale Hämodialyse-Behandlung sowie zusätzliche, sorgfältige Therapie von

Bluthochdruck, Fettstoffwechselstörung und Anämie lassen sich diese Schäden deutlich vermindern bzw. ihr Auftreten verzögern.

Grundsätzlich kann man bei der Hämodialyse sagen: Je länger (Stunden pro Woche) und häufiger dialysiert wird, desto geringer sind die Spätschäden und umso länger leben die Patienten. **„Dialysezeit ist Lebenszeit!"**

Die Hälfte aller Dialysepatienten in Deutschland lebt heute länger als zehn Jahre mit der Hämodialyse, etwa ein Viertel der Patienten überlebt 20 und mehr Jahre. Natürlich spielen dabei auch das Alter der Patienten zu Beginn der Dialyse-Behandlung oder Faktoren wie die Mitarbeit (Compliance) des Patienten und zusätzliche Krankheiten eine Rolle.

Auch wenn die Einschränkung durch eine regelmäßige, drei Mal wöchentliche Hämodialyse nicht unterschätzt werden darf, bietet die Hämodialyse den Patienten, trotz des völligen Ausfalls des lebenswichtigen Organs Niere, eine lange Überlebensdauer bei guter Lebensqualität. Dadurch kann die Hämodialyse auch eine jahrelange Wartezeit überbrücken, bis ein geeignetes Nierentransplantat gefunden wird.

Die Peritonealdialyse

Die Peritonealdialyse, auch Bauchfelldialyse genannt, ist eine Variante der künstlichen Blutwäsche. Während bei der Hämodialyse das Blut außerhalb des Körpers mit einem speziellen Filter gereinigt wird, benutzt man bei der Peritonealdialyse das gut durchblutete, ca. 2 qm große Bauchfell des Patienten als körpereigene Filtermembran. Das Bauchfell kleidet die gesamte Bauchhöhle aus.

Die Patienten füllen selbst zwei bis zweieinhalb Liter einer sterilen Dialyselösung über einen Katheter in die Bauchhöhle.

Das Bauchfell (Peritoneum) wird von dieser Flüssigkeit umspült und die Substanzen, die ausgeschieden werden sollen, wandern vom Blut durch das Peritoneum in die Dialyselösung. Nach etwa vier bis fünf Stunden ist die Dialyselösung mit Giftstoffen gesättigt. Sie wird über den Katheter abgelassen und durch frische Dialyselösung ersetzt.

Eine weitere Aufgabe der Dialyse besteht darin, überschüssiges Wasser zu entziehen, der Fachbegriff dafür lautet Ultrafiltration. Um sie in Gang zu setzen, macht sich die Peritonealdialyse einen einfachen osmotischen Vorgang zunutze. Die Dialyselösung enthält Glukose (Zucker), durch die bei der Dialyse Wasser gebunden wird und damit aus dem Körper entfernt werden kann.

Die Peritonealdialyse führt der Patient alleine zu Hause durch und kann den Zeitplan seinen Bedürfnissen entsprechend flexibel gestalten. Bei der Peritonealdialyse sind die Patienten bezüglich der Nahrungs- und Flüssigkeitsaufnahme weniger eingeschränkt als bei der Hämodialyse. Jedoch besteht durch den dauerhaft in der Bauchhöhle liegenden Katheter das Risiko von Infektionen an der Austrittsstelle (Exit-Infekt) oder in der Bauchhöhle (Peritonitis).

Der Patient erlernt den Umgang mit der Periteonaldialyse in einem ein- bis zweiwöchigen Training. Sie ist ein der Hämodialyse gleichwertiges Behandlungsverfahren. Wer die entsprechenden Verhaltensregeln sorgfältig beachtet, kann ein weitgehend normales und beschwerdefreies Leben führen.

Es gibt zwei Möglichkeiten zur Durchführung der Peritonealdialyse: Bei der kontinuierlichen ambulanten Peritonealdialyse (CAPD) wechselt der Patient selbst vier Mal am Tag die Dialyselösung.

Bei der automatischen Peritonealdialyse (APD) übernimmt ein Dialysegerät (Cycler) während der Nacht die Beutelwechsel.

Der Patient ist tagsüber unabhängiger und fühlt sich weniger eingeschränkt.

Ein Vorteil der Peritonealdialyse ist die kontinuierliche Entgiftung und Entwässerung des Körpers. Sie ermöglicht größere Freizügigkeit beim Essen und Trinken. Der Patient ist während der Peritonealdialyse weitgehend mobil und unabhängig und kann seinen gewohnten Tätigkeiten nachgehen. Dem steht ein hohes Maß an Eigenverantwortung gegenüber, das der Patient bei der Peritonealdialyse für sich und seine Behandlung trägt. Deshalb wird er vor Beginn der Peritonealdialyse intensiv in der Handhabung des Verfahrens und der Geräte geschult. Er muss besonders sorgfältig auf die Hygiene achten und Dialysat sowie Katheteraustrittsstelle stets genau prüfen. Jeder Patient führt ein Dialyseprotokoll, das regelmäßig ermittelte Werte von Blutdruck, Körpergewicht und Flüssigkeitsausscheidungen enthält. Alle vier bis sechs Wochen findet eine ambulante Kontrolle im Dialysezentrum statt.

Mit der Peritonealdialyse verliert der Körper Vitamine und Eiweiß und nimmt Kalorien auf, weil das Dialysat Zucker enthält. Wichtig ist deshalb, auf eine ausgleichende Ernährung, (eiweißreich, kohlehydratbewusst) zu achten.

Die Nierentransplantation

Etwa 10.000 Dialysepatienten warten derzeit in Deutschland auf eine Nierentransplantation und die Zahl steigt kontinuierlich. Die durchschnittliche Wartezeit beträgt etwa sieben Jahre.

Bei einer Transplantation wird die Niere des Spenders auf den Empfänger übertragen. Die fremde Niere übernimmt im Körper des Empfängers die Funktion der erkrankten Niere.

Im Jahr 2003 wurden in Deutschland insgesamt 2.516 Nieren verpflanzt, 405 davon waren Lebendspenden. Die Mehrzahl dieser in Deutschland transplantierten Organe stammt von hirntoten Patienten, die zu Lebzeiten ihre Einwilligung zur Organentnahme gegeben haben. Entsprechend der Gewebeeigenschaften werden diese Organe typisiert und ein geeigneter Empfänger gesucht. Auch lebende Menschen, z. B. Familienangehörige eines Nierenkranken, können Organe spenden (Lebendspender), denn es ist möglich, mit nur einer Niere nahezu ohne Einschränkungen zu leben.

Bei der Nierentransplantation wird die neue Niere rechts oder links im Unterbauch platziert. Die Blutgefäße der neuen Niere werden an die großen Blutgefäße des Beckens angeschlossen, der neue Harnleiter direkt in die Blase implantiert. Nach etwa vier bis sechs Wochen können die meisten Patienten das Krankenhaus verlassen. Auch wenn die Nieren von geeigneten Spendern stammen, muss immer mit einer Abstoßung des Transplantats gerechnet werden. Bereits bei der Operation wird mit einer Therapie zur Hemmung der körpereigenen Abwehr (immunsuppressive Therapie) begonnen. Im ersten Jahr nach einer Transplantation werden etwa 10 bis 15 Prozent der Nieren abgestoßen. Die Patienten müssen sich dann erneut der Dialyse unterziehen. Im Falle einer Lebendspende haben etwa 82 Prozent der Patienten fünf Jahre nach der Transplantation eine funktionsfähige Niere. Bei den Spendernieren von Verstorbenen sind es rund 68 Prozent.

Von der Säftelehre zur Nephrologie

Um die Bedeutung der Dialyse als therapeutisches Verfahren richtig einschätzen zu können, soll hier die historische Entwicklung der Erkenntnisse über die Nieren kurz skizziert werden.

Die Anfänge der Medizin

Über medizinisches Wissen und Verfahren in vorgeschichtlicher Zeit haben wir nur vereinzelte Kenntnisse. Das meiste Wissen liefert die Paläopathologie (urgeschichtliche Krankheitslehre), die sich mit alten Darstellungen medizinischer Verfahren, mit Schädeln und anderen Skelettteilen sowie medizinischen Geräten der Vorzeit und den heutigen naturnahen, nicht industrialisierten Kulturen beschäftigt.

Natürlich waren für die Menschen der Vorzeit neben Hunger und Durst schwere Erkrankungen die größten lebensbedrohenden Probleme, da sie keine Mittel hatten, Krankheiten wirksam zu behandeln. In der Regel unterschied man zwei Arten von Erkrankungen, je nach ihrer vermeintlichen Ursache. Die größte Gruppe bildeten die Krankheiten, für die man böse Geister verantwortlich machte. Im Glauben der Menschen waren diese Geister in der Lage, einen fremden Geist, einen Stein oder einen Wurm in den Körper des arglosen Patienten zu zaubern. Der wichtigste Schutz vor solchen „bösen Einflüssen" waren präventive Maßnahmen: Mit Zaubersprüchen, Tänzen, Beschwörungen, Talismanen und anderen magischen Mitteln versuchte man, das Eindringen eines Geistes in den Körper zu verhindern. Blieben diese Maßnahmen erfolglos und ein Geist war in den Körper eines Opfers gelangt, musste der Körper des Patienten für den Geist unbewohnbar gemacht werden. Der Kranke wurde gefoltert, man entzog ihm die Nahrung oder löste mit Arzneien Erbrechen aus. Ein häufig angewendetes Verfahren war die Trepanation: In den Schädel des Patienten wurde ein Loch gebohrt, durch das der Geist, der vom Kranken Besitz ergriffen hatte, entweichen sollte. Dieses Verfahren verwendete man vor allem bei Geisteskrankheiten, Epilepsie und Kopfschmerzen häufig.

Allerdings gab es auch in der Vorzeit schon erfolgreiche Therapiemethoden, mit denen sich bestimmte Beschwerden behandeln ließen. So gehörte schon in den frühen Kulturen die Reinigung und Behandlung von Wunden durch Ausbrennen, Verbinden und Nähen zum medizinischen Repertoire. Auch verstand man sich bereits auf das Einrichten von Verrenkungen und Knochenbrüchen sowie das Schienen von Gliedmaßen.

Zur Anwendung kamen Arzneien wie Abführmittel, harntreibende Wirkstoffe, Brechmittel und Einläufe. Vor allem Pflanzenextrakte mit betäubenden und anregenden Eigenschaften wurden nach und nach entdeckt und angewendet. Einer der damals bekanntesten Wirkstoffe dürfte Digitalis gewesen sein, ein Herzmittel, das aus der Fingerhutpflanze gewonnen wird.

In allen Religionen wurden verschiedenen Organen unterschiedliche Bedeutungen und Aufgaben, die über das rein Physiologische hinausgingen, zugewiesen. In der Bibel finden sich in den Psalmen mehrere Hinweise darauf, dass die Nieren als Innerstes des Menschen und Sitz des Gewissens galten.

Medizinische Praxis in der Antike

In Ägypten entstand die erste Hochkultur, die sich intensiv mit medizinischen Fragen beschäftigte und ein medizinisches System entwickelte, das tatsächlich Erfolge vorweisen konnte.

Der Grund für das medizinische und anatomische Interesse lag in dem Glauben, dass die Menschen für das ewige Leben im Jenseits einen gesunden und unversehrten Körper benötigten. Deshalb waren im antiken Ägypten zunächst die Priester Träger des medizinischen Wissens. Hier entwickelte sich später eine spezialisierte Wissenschaft.

Ob die alten Ägypter genauere physiologische Kenntnisse über die Nieren und deren Funktion hatten, ist nicht nachzuweisen. Allerdings müssen die Nieren in ihrer Vorstellung vom menschlichen Körper eine herausragende, mythologische Rolle gespielt haben. Neben dem Herzen waren die Nieren die einzigen Organe, die während der Mumifizierung nicht aus dem Körper entfernt wurden.

Obwohl sich also in der Antike erstmals ein wissenschaftliches, medizinisches System entwickelte, basierte auch im alten Griechenland die Behandlung von Kranken anfangs auf Magie und Zauberei. Aus Homers Ilias geht hervor, dass beträchtliche Kenntnisse in der chirurgischen Behandlung von Wunden und anderen Verletzungen vorhanden waren. Die Chirurgie galt als besonderes Fachgebiet, das man von der inneren Medizin unterschied.

Der bekannteste Arzt des frühen Griechenland ist Asklepios, der ein komplexes Medizinsystem entwickelte, das Priester in speziellen Tempeln anwendeten. Es handelte sich um eine frühe Form der Psychotherapie, die als Inkubation bezeichnet wurde.

Bis zum 6. Jahrhundert v. Chr. war die griechische Medizin im Wesentlichen zu einer weltlichen Disziplin geworden; der

Schwerpunkt lag auf klinischer Beobachtung und Erfahrung. Im 6. Jahrhundert v. Chr. erkannte der Biologe Alkmäon das Gehirn als physiologischen Ort der Sinne. In der Vorstellung des griechischen Philosophen Empedokles war Krankheit vor allem eine Störung des Gleichgewichts der vier Elemente Feuer, Wasser, Erde und Luft.

Die beiden berühmtesten Medizinerschulen Griechenlands befanden sich in Kos und Knidos. Sie erlebten ihre Blütezeit im 5. Jahrhundert v. Chr. Forschungen dieser beiden Schulen bilden vermutlich den größten Teil des Corpus Hippocraticum (Sammlung des Hippokrates), einer Sammlung von Schriften mehrerer Autoren. Sie wird im Allgemeinen dem Arzt Hippokrates aus Kos zugeschrieben, der als Begründer der modernen Medizin gilt. Erstmals in der Antike werden jetzt in einem medizinischen Werk keine übernatürlichen Heilmethoden mehr erwähnt. Allerdings wurden den Ärzten höchste ethische Maßstäbe auferlegt, es entstand der berühmte Eid, der ebenfalls auf Hippokrates zurückgehen soll und heute noch gebräuchlich ist. Die Kenntnisse über die Anatomie des Menschen stammten vor allem aus dem Sezieren von Tieren. Die Grundlage der Physiologie bildete die Lehre von den vier Körpersäften Blut, Schleim, gelbe Galle und schwarze Galle. Ein Ungleichgewicht dieser Säfte wurde als Ursache von Schmerzen und Krankheiten angesehen. Die Erkenntnisse des Hippokrates bildeten noch bis in das 18. Jahrhundert die Basis der medizinischen Wissenschaft.

Der wichtigste Mediziner der späteren Antike war der Grieche Galen von Pergamon (129 – 199 n. Chr.). Er war der Sohn eines griechischen Mathematikers und Architekten und begann bereits im Alter von 14 Jahren, Philosophie, Mathematik und Medizin zu studieren. Als Gladiatorenarzt machte er sich in

Rom schnell einen Namen. Nachdem er vor der Pest aus Rom fliehen musste, wählten ihn die Imperatoren Marc Aurel (Marcus Aurelius Antonius, 121 – 180 n. Chr.) und später Verus (Lucius Aurelius Verus, 130 – 169 n. Chr.) zu ihrem Leibarzt. Galen bekleidete damit bis zu seinem Tod am Hofe eine herausragende Position.

Galen hatte medizinliterarisch große Pläne. Zum Teil wiederholte, kommentierte und ergänzte er die Schriften des Hippokrates, zum Teil übernahm er die Inhalte der Schriften anderer Ärzte. Aus diesen Schriften entwickelte Galen das Konzept der sog. Humoralpathologie als Vereinigung der vor seiner Zeit entstandenen Qualitäten-, Elementen- und Säftelehren. Seine Annahmen über Krankheit basierten auf antiken griechischen Vorstellungen, wie sie z. B. Empedokles (verstorben ca. 435 v. Chr.) mit seiner 4-Elemente-Theorie (Feuer, Wasser, Erde, Luft) oder Zenon (verstorben ca. 264 v. Chr.) mit seinen vier Elementarqualitäten (warm, kalt, feucht, trocken) vertreten hatten.

Galens Auffassung nach waren alle Krankheitserscheinungen Ausdruck einer schlechten Mischung (Dyskrasie) der vier Körpersäfte (Blut, Schleim, gelbe Galle und schwarze Galle). Zu diesen Säften wurden die Elemente Luft, Wasser, Feuer und Erde sowie die vier Jahreszeiten (Frühling, Sommer, Herbst und Winter) hinzugenommen. Mit den Grundqualitäten warm, trocken, kalt und feucht ergaben sich daraus unterschiedliche Zuordnungsmöglichkeiten. Galens Qualitätenlehre integrierte die alten griechischen Konzepte in eine Gesamtform: das Feuer war heiß und trocken, die Erde war kalt und trocken, die Luft war warm und feucht und das Wasser war kalt und feucht. Nach Galens Meinung war das Verhalten der vier Qualitäten maßgeblich auch für die Mischung in den Säften und den Körperteilen verantwortlich mit entsprechenden Auswirkungen auf die verwendeten Arzneistoffe.

Aus Galens Ideen entstand später die Lehre von den durch die Körpersäfte bestimmten Temperamenten – nämlich des Sanguinikers (Blut), des Phlegmatikers (Schleim), des Cholerikers (gelbe Galle) und des Melancholikers (schwarze Galle). Ziel der humoralpathologischen Therapie war eine gute Mischung der Körpersäfte. Um das Überwiegen eines Elementes, eines Saftes oder einer Qualität zu vermeiden, wurde der Kranke zur Ader gelassen oder geschröpft, es wurde Erbrechen herbeigeführt und Abführmittel gegeben, man steigerte die Urinausscheidung, brachte den Patienten zum Schwitzen oder auch zum Niesen. Das Gesundheits- und Krankheitskonzept Galens war als Analogieschluss-System augenscheinlich stimmig. Er interpretierte die Erkrankungen und Symptome auf eine fast schon absolutistisch anmutende Art und Weise, die ein kritisches Hinterfragen kaum zuließ. Für jedes Symptom gab es ein Mittel, für jede Erkrankung eine Therapie.

Die Galen'sche Lehre wurde nach dem Untergang des Römischen Reiches und den Wirren der europäischen Völkerwanderung im letzten Drittel des 1. Jahrtausends zunächst von der arabischen Medizin übernommen. Bei Avicenna (980 – 1055 n. Chr.) findet sich in dessen „Canon Medicinae" überwiegend die Galen'sche Qualitätenlehre, während seine Säftelehre in den Hintergrund tritt. Der Canon des Avicenna wurde im 12. Jahrhundert von Gerhard von Cremona ins Lateinische übersetzt und fand auf diese Weise wieder Zugang in die mittelalterliche europäische Medizin. Weite Verbreitung fand der Canon aber erst nach Einführung des Buchdrucks im 15. und 16. Jahrhundert, hinterließ seine Spuren dann aber bis in die Renaissance hinein. Der arabische Arzt Abu Mansur (ca. 975 n. Chr.), der ein umfangreiches Werk über pharmakologische Grundlagen verfasste, übernahm ebenfalls die Galen'schen Lehren.

Die Galen'sche Lehre hielt sich – trotz diverser Anfeindungen – faktisch bis in das 17. Jahrhundert hinein.

Die historischen „Naturheilverfahren"

Ohne die physikalischen Gesetzmäßigkeiten genau zu kennen, wurden schon in der Antike „Dialysen" durchgeführt. Die Haut wurde dabei quasi als Naturmembran benutzt, Harnstoff und Körperflüssigkeiten wurden durch Schwitzen herausfiltriert. Schon Hippokrates (460 v. Chr. – 370 v. Chr.) und Galen waren der Ansicht, dass die Haut nicht nur eine schützende und wahrnehmende Funktion hatte, sondern dass über sie auch absorbiert und ausgeschieden wird. Beide gingen davon aus, dass Luft durch die Haut dringen konnte.

Hippokrates nahm an, dass starkes Schwitzen darauf hindeutete, dass eine Reinigung des Körpers dringend notwendig war. Er vermutete, dass der Körper sich selbst über die Haut entgiftete.

Heiße Bäder waren deshalb in der Antike eine bei verschiedenen Krankheiten, darunter auch Nierenleiden, oft empfohlene Therapie. Der persische Philosoph und Arzt Avicenna (Abu ´Ali ibn Sina, geboren um 980 in Afschana bei Buchara in Usbekistan, gestorben um 1037 in Persien) empfahl etwa das Schwitzen in Kombination mit Abführen als sehr wirksames Mittel gegen jede Art von Vergiftungen.

Auch der byzantinische Gelehrte Nikephoros Blemmydes (1197 – 1272) beschäftigte sich mit dem Bad als einer möglichen Medikation bei Erkrankungen der Harnwege.

Der islamische Chirurg Abul Qasim az-Zahrawi (latinisiert: Albucasis, 936 – 1013) empfahl als Mittel gegen die Wassersucht, Patienten in heißem Sand unter praller Sonne und ohne Wasser einzugraben und ihnen gleichzeitig Abführmittel zu verabreichen.

Die „Hydrotherapie" war also schon seit Jahrtausenden eine gängige Behandlungsform bei verschiedenen Krankheiten, die mit den Körperausscheidungen in Zusammenhang standen.

Im Prinzip waren die Thermen der Antike die ersten Dialysezentren, ohne dass der theoretische Hintergrund damals bekannt gewesen wäre. Auch später versuchte man, Nierenerkrankungen nach dem antiken Vorbild zu behandeln: Mittels der heißen Bäder wurden harnpflichtige Substanzen aus dem Körper entfernt. Indem der Patient stark schwitzte, wanderten die Giftstoffe durch die Haut als Membran ins Badewasser. Für den Patienten war dies eine sehr anstrengende Therapie, er blieb am Ende im wahrsten Sinne des Wortes in einem „ausgelaugten" Zustand zurück.

Trotzdem wurde diese Behandlungsmethode noch in den fünfziger Jahren des 20. Jahrhunderts immer wieder angewendet.

Die Medizin des Mittelalters

In der Krankheitslehre des Mittelalters finden sich humoralpathologische, pneumatische und mechanistische Elemente aufgrund der Säftepathologie. Wie in der Antike beherrschten die vier Kardinalsäfte Blut, Schleim (Phlegma), gelbe Galle (Cholera) und schwarze Galle (Melancholie) den Stoffwechsel. Die Organe wurden wesentlich unter dem Gesichtspunkt betrachtet, wieweit sie an der Bildung, Umwandlung und Ausscheidung der Säfte beteiligt sind. Der Zustand der Gesundheit sei abhängig von dem normalen Verhältnis der vier Säfte bzw. der von ihnen vertretenen Primärqualitäten (Feuchtigkeit, Kälte, Wärme, Trockenheit). Der „Idealzustand" sei so gut wie unerreichbar, weil der Mensch gewöhnlich von einem Saft mehr oder weniger beherrscht würde. Hinter den Begriffen des Sanguinikers, Phlegmatikers, Cholerikers oder Melancholikers verbarg sich also nicht primär das Temperament des Menschen, sondern seine Krankheitsdisposition.

Die Krankheit bricht erst bei starker Abweichung von den normalen Verhältnissen aus, wobei sich die Säfte entweder quantitativ oder qualitativ verändern, wobei es zur Bildung einer Krankheitsmaterie kommt. Durch humoraltherapeutische Praktiken wie Schwitzen, Aderlassen oder Purgieren (Abführen) suchte man die krankmachende Materie, das Gift – viele Krankheiten wurden als „Vergiftungen" klassifiziert – wieder aus dem Körper herauszubringen. Die medikamentöse Therapie zielte meist in gleicher Richtung. Im Krankheitsverlauf wurden fünf Stadien unterschieden: Anfang, Zunahme, Höhepunkt, Krise und Abnahme/Tod. Die während der Krise eventuell auftretende Ausscheidung der Krankheitsmaterie kann auf verschiedenen Wegen erfolgen, z. B. als Erbrechen, Schweiß, Harn, Nasenbluten, Menstrualbluten, Hämorrhoidalbluten, Eiter.

Zu den Krankheitsursachen rechnete man primär fehlerhafte Lebensführung in Bezug auf Kleidung, Nahrung, Geschlechtsverkehr, körperliche Anstrengung, Vergiftungen, aber auch starke Gerüche. Das Klima, vor allem die Temperatur und Feuchtigkeit, zählte auch zu den wichtigen Auslösern von Krankheiten. Durch eingeatmete „verdorbene", „schlechte" Luft, die zu viel Feuchtigkeit enthält, wird z. B. das Blut mit „erhitzter Fäule entzündet" und verdorben.

Die Arzneisubstanzen sind vielfältig, meistens handelt es sich um stark abführende oder stark riechende Pflanzendrogen, die gegen die „schlechte Luft" wirken.

Eine sehr wichtige Rolle spielte bei der mittelalterlichen Diagnostik die Untersuchung des Urins als Filtrat der vier Kardinalsäfte. Dabei achtete man auf das Aussehen (Farbe, Trübung) im Ganzen und auf eventuelle Beimengungen von Blut, Eiter oder Grieß.

Es wurden 20 Harnfarben unterschieden, die von kristallklar über kamelhaarweiß, brombeerrot, fahlgrün bis schwarz reichten. Auch die Konsistenz des Harns hatte ihre Bedeutung. Sie wurde als dünn, mittelmäßig oder dickflüssig beschrieben. Außerdem wichtig bei der Harnschau waren zahlreiche im Urin sichtbare Teilchen, z. B. Bläschen und Fetttröpfchen sowie sand-, blatt-, kleie- oder linsenartige Niederschläge in den verschiedensten Farben.

Die Harnschau entwickelte sich im Mittelalter als diagnostisches Instrument soweit, dass alles, was den menschlichen Körper betrifft, im Harnglas wie in einem Spiegel zu sehen sei. Diese Ansicht gipfelte in Willkür und Aberglauben bis hin zur Uromantie (Harnwahrsagerei).

Zu den häufigsten Verordnungen des mittelalterlichen Arztes gehörte das Bad. Man unterschied zwischen Schwitzbad, lauwarmem Sitz- oder Teilbad, Sandbad und Übergießungen. Die Wirkung des Schwitzbades unterstützte man durch die Anwendung von Hautreizungen (Schlagen mit Birkenreisern) und mit medikamentösen Zusätzen wie aromatischen Kräutern, Kleiemehl und tierischen Substanzen (Schildkrötenfleisch). Auch der Aderlass und das Schröpfen konnten die Bäder ergänzen.

Die Fortschritte der Medizin in der frühen Neuzeit

Neue Erkenntnisse über Anatomie und Physiologie des menschlichen Körpers führten in den folgenden Jahrhunderten zu einer Umbewertung der Rolle der Nieren bei der Harnausscheidung. Exaktere Methoden zur Harnanalyse wurden jedoch erst am

Ende des 18. Jahrhunderts entwickelt. Der englische Chemiker William Cruikshank (1745 – 1800) beschrieb als Erster den Nachweis von Veränderungen des Harns durch Quecksilberchlorid bei Rheumatismus und die Albuminurie (krankhafte Ausscheidung von Eiweiß) als Zeichen einer Lebererkrankung. Zum ersten Mal wurde die chemische Harnanalyse bewusst zum Nutzen der klinischen Medizin eingesetzt.

Im Jahr 1761 erklärte der italienische Anatom Giovanni Battista Morgagni die pathologische Anatomie (Lehre von der krankhaften Form, Struktur und Funktion des Körpers) und damit die anatomische Untersuchung von Leichen zum Erkenntnisgewinn über Krankheiten, zur unabdingbaren Voraussetzung für die praktische Heilkunde. Er sah das Wesen der Krankheit nicht mehr als Störung in der Zusammensetzung der Körpersäfte an, sondern als pathologische Veränderung, die sich in den festen Teilen des Körpers manifestierte, sodass sie für einen Pathologen auch noch nach dem Tode des Menschen sichtbar war. Nun begann eine neue Epoche der Medizin, die vor allem in der so genannten Pariser Schule und in den zwanziger Jahren des 19. Jahrhunderts auch in England Einzug hielt. Sie wurde die Grundlage für die moderne empirisch-naturwissenschaftliche Medizin.

Pioniere der Nephrologie

Mit Richard Bright (1789 – 1858) und seinen Mitteilungen über Nierenentzündungen hat die Nephrologie (Lehre über die Krankheiten der Niere und ableitenden Harnwege) begonnen. Er hatte 1827 veröffentlicht, dass die Ausscheidung von Eiweiß im Urin und die Wassersucht als charakteristische Krankheitssymptome für Erkrankungen der Nieren anzusehen seien. Die chemische Harnanalyse wurde nun zum festen Bestandteil der klinischen Diagnostik. In den vierziger Jahren des 19. Jahrhunderts kam die mikroskopische Betrachtung des Harns hinzu.

Der in Fürth geborene Anatom Jakob Henle (1809 – 1885) beschrieb als Erster eine mikroskopische Struktur der Niere, die später als „Henle'sche Schleife" bekannt wurde. Erst etwa 100 Jahre später wurde u. a. in der Göttinger Arbeitsgruppe von Kramer, Thurau und Deetjen die physiologische Bedeutung dieser anatomischen Struktur erarbeitet. Jakob Henle studierte Medizin in Bonn und Heidelberg. Nach dem zentralen preußischen Staatsexamen in Berlin wurde er Assistent und Prosektor bei dem Anatom Johannes Müller in Berlin. Zusammen mit Johannes Müller und dem Coassistenten Theodor Schwann beschäftigte er sich intensiv mit der Mikroskopie und ihrer Einführung in den studentischen Unterricht. Bis dahin wurde organisches Gewebe mit der Lupe untersucht. 1840 erfolgte seine Berufung als Professor für Anatomie nach Zürich und 1844 wurde er Anatom in Heidelberg. Ab 1852 bis zu seinem Lebensende wirkte Jakob Henle in Göttingen mit einer weit gefächerten inner- und außeruniversitären Lehrtätigkeit. Jakob Henle wurde vielfach geehrt und ausgezeichnet.

1923 berichteten Heinrich Necheles und Georg Haas erstmals über die effektive Entfernung von Blutgiften durch die extrakorporale Hämodialyse an Hunden, denen die Nieren entfernt worden waren. Georg Ganter stand diesen Methoden mit größter Skepsis gegenüber und kritisierte insbesondere den ausgedehnten operativen Eingriff, die Größe und Zerbrechlichkeit der Dialysatoren sowie die potenziell toxische Wirkung von Hirudin. Als Alternative propagierte er die Nutzung des Peritoneums als besonders großer körpereigener Dialysemembran. Er konnte 1923 an Meerschweinchen und Kaninchen mit abgebundenem Harnleiter den Nachweis führen, dass die einmalige bzw. wiederholte Einfüllung von physiologischer Kochsalzlösung in die Bauchhöhle die urämische Symptomatik und den Reststickstoff im Blut günstig beeinflusst. Beim Menschen kam das neue Verfahren allerdings nur vereinzelt und in Form einer einmaligen Instillation zur Anwendung. Trotz dieser beschränkten Erfahrungen war Ganter von der Überlegenheit seiner Methode gegenüber der aufwendigen Hämodialyse fest überzeugt und empfahl die breitere klinische Überprüfung. Erst 1927 haben die Chirurgen Heusser und Werder in Basel bei einem Urämiepatienten (Harnvergiftung) eine echte Peritonealdialyse mit wiederholten Dialysatspülungen durchgeführt. Der große Durchbruch des Verfahrens erfolgte nach dem 2. Weltkrieg.

Hans Sarre wurde 1906 in Neubabelsberg bei Potsdam geboren. Nach Medizinstudium, Medizinalpraktikantenzeit und 2-jähriger physiologischer Ausbildung, trat er 1934 in die Medizinische Universitätsklinik Frankfurt unter F. Volhard ein. 1938 habilitierte er sich mit der Arbeit „Funktionelle Untersuchungen über die Durchblutung der experimentellen Glomerulonephritis", die Volhards weithin anerkanntes Beispiel eines „primären Angiospasmus" bei akuter Glomerulonephritis berichtigte. Seine 1942 publizierte Arbeit „Funktionelle Untersuchungen über Geschwindigkeit und Ort der Antigen-Antikörperreaktion bei der experimentellen Nephritis" wurde wegweisend für die Vorstellungen von der immunologischen Genese der akuten Glomerulonephritis. 1948 nach Freiburg berufen, formte er aus der Medizinischen Universitätspoliklinik ein führendes nephrologisches Zentrum. 1954 setzte er sich entschieden für die damals in Deutschland noch sehr umstrittene extrakorporale Hämodialyse ein. 1957 erschien sein Buch „Nierenkrankheiten", für Jahre das deutschsprachige nephrologische Standardwerk. 1960 gründete er zusammen mit weiteren führenden Nephrologen die „Gesellschaft für Nephrologie" und wurde ihr erster Präsident. 1975 emeritiert, verstarb Prof. Dr. Dr. h. c. Sarre 1996 in Freiburg.

Seit 1950 war Jean Hamburger (1909 – 1992) der Leiter der klinischen Nephrologie am Hôpital Necker in Paris. Seine Arbeit beschäftigte sich vor allem mit vier Bereichen:

1. Akute Urämie sowie Flüssigkeits- und Elektrolytstörungen, die zum Konzept der Intensivbehandlung führen.
2. Nierenbiopsien: Seine Intention war es, Biopsien so bald als möglich im Verlauf von chronischen Nierenerkrankungen durchzuführen, die neuesten Untersuchungsmethoden anzuwenden und die Präparate in multidisziplinären, nichthierarchischen Arbeitstreffen zu präsentieren. Damit leistete das Hôpital Necker einen bedeutenden Beitrag zur Erneuerung der klinischen Pathologie der Nieren.
3. Nierentransplantation: 1959, zwei Monate nach Merrill, transplantierte Hamburger erfolgreich eine Niere zwischen zwei nichteineiigen Zwillingen, nachdem sich der Empfänger einer Ganzkörperbestrahlung zur Reduzierung der körpereigenen Abwehr unterzogen hatte. 1962 verwendete Hamburger Daussets Humanleucocyte-Antigen-Gruppen bei Spender-Empfänger-Paaren, um die immunologischen Risiken und Nebenwirkungen von Immunsuppressoren (Substanzen, welche die körpereigene Abwehr unterdrücken) zu reduzieren. 1964 führte er Transplantationen von Kadaver (Leichen)- und Nichtverwandten-Nieren durch.
4. Transplantatabstoßung: Hamburger war der Erste, der bei akuten Abstoßungsreaktionen erfolgreich Kortikoide einsetzte.

Die Geschichte des Dialyseverfahrens

Am 11. September 2005 feiert die Dialyse ihren 60. Geburtstag unter der Voraussetzung, dass man die experimentellen Phasen außer acht lässt und die Geburtsstunde der Nierenersatztherapie auf das Datum legt, an dem erstmals ein Mensch durch diese Behandlungsmethode überlebte. Auf der anderen Seite ist dies ein sehr eingeschränkter Blickwinkel, denn dialytische Verfahren sind beinahe so alt wie die Beschäftigung des Menschen mit Naturwissenschaften – wenn natürlich auch nicht in der streng wissenschaftlichen Form, in der wir sie heute kennen.

Die Entdeckung der Diffusion

Die grundlegendste Entdeckung für die Entwicklung der Nierenersatztherapien im heutigen modernen Sinne wurde innerhalb eines Zeitraums von knapp 70 Jahren gleich mehrfach gemacht. Drei Forscher können für sich in Anspruch nehmen, die Hydrodiffusion (Wasserdurchtritt) durch Membranen entdeckt und beschrieben zu haben.

Als Erster beobachtete der französische Diakon und Physiker Jean Antoine Nollet (1700 – 1770) im Jahre 1748 die Diffusion, als er sich mit dem Sieden von Flüssigkeiten beschäftigte. Er stellte fest, dass Weingeist und Wasser, wenn sie durch eine Membran aus Harnblase voneinander getrennt sind, anscheinend um den Durchtritt durch diese Membran konkurrieren, wobei sich zeigte, dass die Harnblase Wasser schneller passieren ließ. Nollets Entdeckung blieb fast unbeachtet und war bald vergessen.

So kam es, dass die Hydrodiffusion 54 Jahre später ein zweites Mal entdeckt wurde, als sich Georg Friedrich Parrot (1767 – 1852) mit der Erforschung der „Sekretionen des lebenden Organismus" beschäftigte. Im Jahre 1802 stellte er seine Diffusionsversuche zum ersten Mal öffentlich vor. Viele Zeitgenossen vermuteten, dass Parrot die Versuche von Nollet kannte. Er wehrte sich aber sein ganzes Leben lang gegen die Vorwürfe, lediglich die Nollet'schen Experimente wiederholt zu haben. Diesmal beachtete die Wissenschaft die Beschreibung der Diffusion tropfbarer Flüssigkeiten, schrieb ihr aber keine große Bedeutung zu.

Noch einmal zehn Jahre später glaubte ein dritter Forscher, die Hydrodiffusion durch organische Scheidewände als Erster entdeckt zu haben. Der deutsche Arzt und Chemiker Nicolaus Wolfgang Fischer (1782 – 1850) forschte über galvanische Ketten, als er auf die Membrandiffusion aufmerksam wurde. Seine Erkenntnisse gingen deutlich weiter als die von Nollet und Parrot. Während Nollet und Parrot die Phänomene lediglich beobachtet und beschrieben hatten, lieferte Fischer die ersten Erklärungen. Trotzdem spielte auch jetzt die Hydrodiffusion in der wissenschaftlichen Diskussion nur eine geringe Rolle.

So blieb es dem Mediziner René-Joachim-Henri Dutrochet (1776 – 1847) vorbehalten, das Interesse der Wissenschaft für das bisher unbekannte selbstständige Naturprinzip endgültig zu wecken. Dutrochet schien die Erkenntnisse von Nollet und Parrot nicht zu kennen und unternahm selbst umfassende Experimente auf dem Gebiet der Hydrodiffusion. In einer Vorlesung in der Pariser Akademie der Wissenschaften am 30.10.1826 stelle er seine „endosmotischen" Beobachtungen vor. Als Erster gab er diesem Phänomen auch einen Namen. Die drei eigentlichen Entdecker Nollet, Parrot und Fischer hatten daran nicht gedacht. Dutrochet prägte die Begriffe „Endosmose" (Flüssigkeitseintritt) und „Exosmose" (Flüssigkeitsaustritt).

Endlich war die Aufmerksamkeit von Physiologen und Physikern erweckt und in den folgenden Jahrzehnten wurde mehr und mehr über dieses Naturphänomen geforscht. Auch Thomas Graham war von Dutrochets Versuchen beeindruckt und begann selbst mit osmotischen Untersuchungen, die schließlich zur Entdeckung der Dialyse führten.

Die Entdeckung des Prinzips der Hämodialyse

Schlussendlich war es Thomas Graham, dem die epochemachende Entdeckung der Dialyse gelang. Er benutzte als Erster diesen Begriff in der wissenschaftlichen Literatur in seiner Arbeit von 1854 mit dem Titel „On osmotic force" („Über die osmotische Kraft"):

„...Es möge mir erlaubt sein, die mittels Diffusion durch eine Scheidewand von gallertartiger Substanz bewirkte Scheidung als Dialyse zu bezeichnen..."

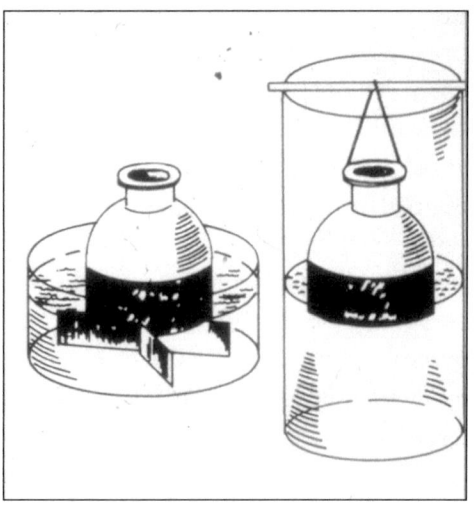

Thomas Graham. Dialyse-Versuch mit ox-bladder-membran

Graham beschreibt in dieser Arbeit, wie sich gelöste Stoffe unterschiedlicher Konzentration durch verschiedene Membranen hindurchbewegen. Er experimentierte wie seine Vorgänger mit Harnblasen, setzte aber auch anorganisches Material ein. Dabei kam er schon bald zu dem Ergebnis, dass seine Entdeckungen in der Praxis nutzbringend angewendet werden könnten. Vor allem, als es ihm gelang, Gifte nicht nur aus gewöhnlichen Lösungen, sondern auch aus defibriniertem (ungerinnbarem) Blut herauszufiltern, war er sich der Bedeutung dieses Verfahrens für die Medizin schnell bewusst. In den folgenden Jahren rückte die Rolle der Membran bei der Diffusion immer stärker in den Fokus des wissenschaftlichen Interesses.

Abel, Rowntree und Turner bauten 1913 ein Gerät, das sie „Künstliche Niere" nannten und mit dem eine extrakorporale Hämodialyse durchzuführen war. Sie verwendeten Kollodium als Membranenmaterial, das bereits 1895 von A. Eulenburg als sirupartige Flüssigkeit, die nach dem Trocknen einen porösen Film bildet, beschrieben worden war. Blut floss durch die Kollodium-Röhrchen, die von einem Glasbehälter mit 0,6 % Kochsalzlösung umschlossen waren. Mit dieser ersten künstlichen Niere wurde erfolgreich das Blut von einem Kaninchen dialysiert. Die Größe der Dialysefläche konnte durch die Anzahl der eingesetzten Kollodium-Röhrchen variiert werden. Ein System von z. B. 32 Röhren hatte eine Oberfläche von 3,2 qm und ein Füllvolumen von ca. 800 ml.

Hess und Mc Guigen setzten 1914 das gleiche Gerät ein. Sie wollten den Zuckerstoffwechsel untersuchen und entdeckten dabei, dass sich die Effektivität der Dialyse durch eine Bewegung der Spülflüssigkeit steigern ließ.

Das größte Problem bei diesem Dialyseverfahren stellten die leicht zerbrechlichen Kollodium-Röhren dar. Deshalb experimentierte man ständig mit verschiedenen anderen Stoffen. Unter anderem wurden folgende Materialien erfolgreich eingesetzt: Därme von Kleintieren (Love 1920), Fischblasen (van der Heyde und Morse 1921) oder Goldschlägerhaut (Necheles 1923), ein feiner Stoff aus der äußersten Hautschicht von Rinderblinddärmen. Der Name rührt von der früheren Verwendung beim Goldschlagen, also der Herstellung von Blattgold, her.

Zu einer erfolgreichen Hämodialyse benötigte man noch ein Mittel, das die Gerinnung des Blutes außerhalb des Körpers verhinderte. Eingesetzt wurde das aus den Speicheldrüsen von Blutegeln gewonnene Hirudin.

Eine weitere bahnbrechende Entdeckung für die Entwicklung der Dialyse machte W. H. Howel 1948. Er hatte festgestellt, dass Antiprothrombin eine gerinnungshemmende Wirkung hat. Der Stoff wurde später unter dem Namen Heparin bekannt und bereits 1926 von Lim und Necheles bei Dialyseversuchen eingesetzt.

Bereits seit 1914 beschäftigte sich Dr. Georg Haas in Gießen mit Dialyseversuchen. Die genannten Forschungen zahlreicher Wissenschaftler überall auf der Welt waren ihm zunächst nicht bekannt. Er wollte durch Experimente mit Hunden unterschiedlicher Größe die Verträglichkeit der Dialyse allgemein und die Wirksamkeit sowie optimale Dosierung verschiedener Hirudinpräparate testen. Auch mit verschiedenen Membranen beschäftigte sich Haas (Schilfmembranen, Kalbsperitoneum und Papiermembranen), entschied sich dann aber doch, Kollodium zu benutzen.

1924 führte Haas mit einer von ihm selbst entwickelten Apparatur und einem verbesserten Hirudin-Präparat erstmals eine extrakorporale Hämodialyse am Menschen durch. Die Dialysezeit betrug lediglich 15 Minuten, eine längere Behandlungszeit hatte Haas aber von Anfang an gar nicht vorgesehen. Die Dialyse befand sich noch im experimentellen Stadium und es ging ihm in erster Linie darum, die Reaktion des menschlichen Organismus auf die Dialyse zu studieren.

„…Deshalb wurde bei diesem ersten Versuch am Menschen die Versuchsdauer auf 15 Minuten beschränkt und ein relativ kurzes Schlauchsystem verwendet. ……. Der gesamte Vorgang der Auswaschung ging ohne jegliche Störung und Komplikation vor sich…".

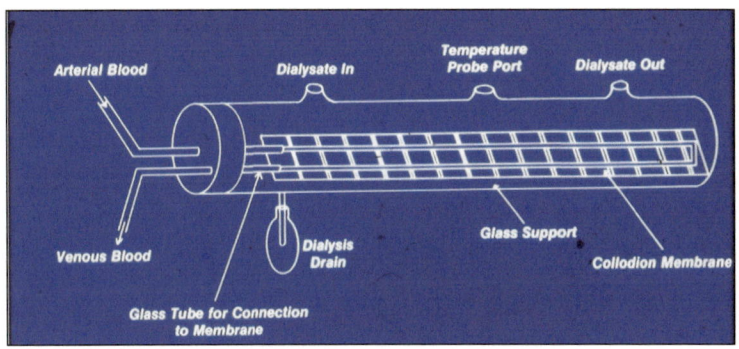

Schematische Darstellung der Haas-Niere

Zwischen 1925 und 1928 nahm Haas weitere Dialysen vor, die allerdings keiner seiner Patienten überlebte. Die Experimente lieferten aber wichtige Ergebnisse, was die Wirksamkeit des Verfahrens anging. Zum Beispiel konnte Haas nachweisen, dass während einer 6-stündigen Dialyse mehr Harnstoff aus dem Blut entfernt wurde, als der Körper in 24 Stunden nachbildete. Auch der Allgemeinzustand der Patienten besserte sich unter der Dialyse, der Blutdruck ging auf Normalwerte zurück. Als Erster entdeckte Haas außerdem, dass es mit der Dialyse gelang, Wasser aus dem Körper zu entfernen.

Eine erfolgreiche Behandlung von Patienten war durch die Schwierigkeiten beim Gefäßzugang nicht möglich, noch viele Jahre lang sollte dieses Problem ungelöst bleiben. Eine Vene konnte mit den von Haas benutzten Glaskanülen nur ein Mal benutzt werden. Danach stand diese Vene nicht mehr zur Verfügung. Ein weiteres Problem war der Einsatz des toxischen Hirudins als Gerinnungshemmer, obwohl Heparin bereits bekannt war. Haas sah wohl keinen Weg, diese Probleme zu lösen und führte nach 1928 keine Dialysen mehr durch.

Trotz dieser fortschreitenden Erkenntnisse über die Hämodialyse gab es also auch in den dreißiger Jahren weiterhin keine Möglichkeit, Patienten mit einem akuten Nierenversagen anders als mit der seit Langem bekannten konservativen Therapie zu behandeln. Dabei wurden dem Patienten Bettruhe und eine Diät verordnet, die hauptsächlich aus Gemüse, Kohlehydraten und Fett bestand, um den Eiweißstoffwechsel zu reduzieren. Diese salzfreie Diät schmeckte fürchterlich. Die Patienten waren in der Folge schwach und appetitlos, häufig litten sie unter Erbrechen. Ernährungsstörungen und zunehmender Eiweißabbau waren Folgen dieser Behandlung. Damit wurde ein Teufelskreis in Gang gesetzt, der in der Regel tödlich endete.

Die Therapie war im Wesentlichen auf eine oberflächliche Linderung des Leidens beschränkt, eine wirklich dauerhafte Besserung des Zustands der Patienten wurde nicht erreicht.

Während die Patienten also weiter leiden mussten, hatte eine Entdeckung für die zukünftige Entwicklung von Dialysegeräten eine bahnbrechende Bedeutung: Wilhelm Thalheimer entdeckte 1937 das Zellophan als halbdurchlässige Membran. Ursprünglich wurde der Zellophanschlauch als Kunstdarm für Wurst verwendet.

Der Beginn der Hämodialyse als therapeutisches Verfahren

Das qualvolle Sterben der Menschen in der Urämie beschäftigte 1938 einen jungen Arzt an der Universität Groningen in Holland, Dr. W. Kolff. Als er durch einen seiner Lehrer von der Brauchbarkeit des Zellophans als semipermeabler (halbdurchlässiger) Membran erfahren hatte, begann er, sich intensiv mit Dialyseversuchen zu beschäftigen.

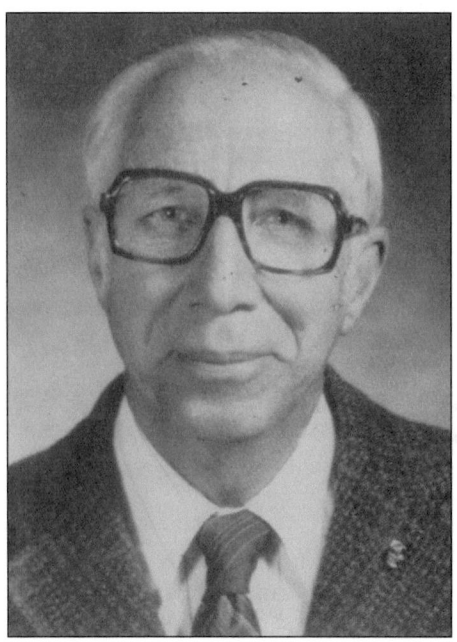

Wilhelm J. Kolff

1941 war Kolff endlich auch finanziell in der Lage, mit der Entwicklung einer eigenen künstlichen Niere zu beginnen. Er baute eine rotierende Trommelniere, von der schon acht Stück hergestellt wurden. Um die Trommel aus Aluminium wurden 30 bis 40 Meter Zellophanschlauch gewickelt, wodurch eine effektive Oberfläche von 2,4 qm erreicht wurde. Als während des Krieges kein Aluminium mehr zur Verfügung stand, baute Kolff seine Trommeln aus Holz. Die Wanne fasste etwa 100 Liter selbst bereitetes Dialysat.

Der Transport des Blutes durch die Zellophanschläuche erfolgte in der Kolff'schen Trommelniere durch die Rotation der Trommel.

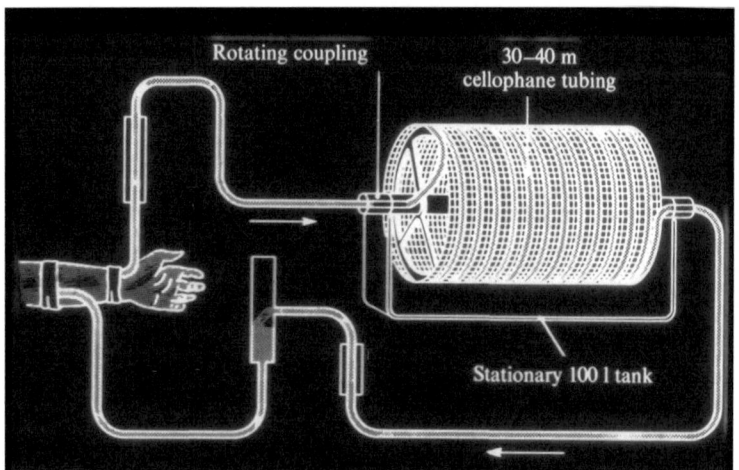

Flussdiagramm der Kolff-Trommelniere

Kolff nutzte bei der Entwicklung seines Dialysators viele Entdeckungen aus anderen, nicht medizinischen Bereichen. So löste er das Problem, dass sich bei der Rotation der Trommel die Schläuche verdrehen, durch das so genannte „Split-Coupling-System", ein Gerät aus dem Automobilbau.

Obwohl der Dialyseapparat durch die Fortschritte in der Technik immer besser funktionierte, erlebten Kolff und sein

Team immer wieder Rückschläge. Im Bericht eines seiner Mitarbeiter heißt es:

„Wir alle erlebten einen Tiefpunkt der Depression und Hoffnungslosigkeit, als Kolff in seinen Bemühungen, Unterstützung zu erhalten, eine Reihe von Persönlichkeiten einlud, um ihnen eine Behandlung mit der Niere vorzuführen. Dabei kam es zu einer Verletzung des Zellophandarmes.

Der Anblick des Kranken und die Vorstellung, dass das Blut aus seinem Körper durch eine primitive Maschine lief, war schon eine Belastung für den Laien – vielleicht sogar für Ärzte. Als aber darüber hinaus blutig-rötlicher Schaum über die Wanne sprudelte und auf den Fußboden floss, als Bob Noordwijk nach seinen wasserdichten Gummistiefeln griff, da war die Grenze dessen erreicht, was Außenstehende ertragen konnten.

In solchen Augenblicken war Kolff so mitgenommen, dass er vergaß, seine Chirurgenmaske abzunehmen und zur Verwunderung der Leute mit der Maske auf dem Gesicht auf dem Fahrrad nach Hause fuhr.“

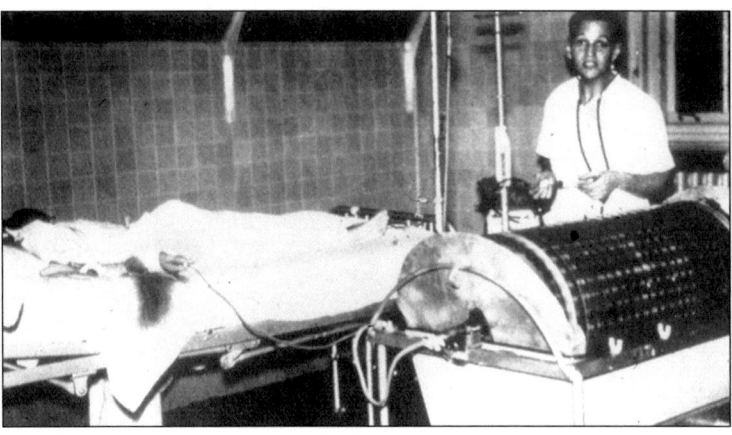

Die Kolff-Trommelniere

Auch jetzt war das Problem des Gefäßzuganges nicht gelöst. Es mussten eine Arterie und eine Vene am Arm oder am Bein freigelegt werden, in die jeweils eine Glaskanüle eingeführt und nach der Behandlung wieder entfernt wurde. Die benutzte Vene war anschließend unbrauchbar für eine weitere Dialyse, nach zwölf Behandlungen waren alle oberflächlichen Venen verbraucht und eine weitere Behandlung des Patienten nicht mehr möglich.

Am 11. September 1945 überlebte mit der 68-jährigen Sofia Schafstadt erstmals ein Mensch ein akutes Nierenversagen durch Dialyse.

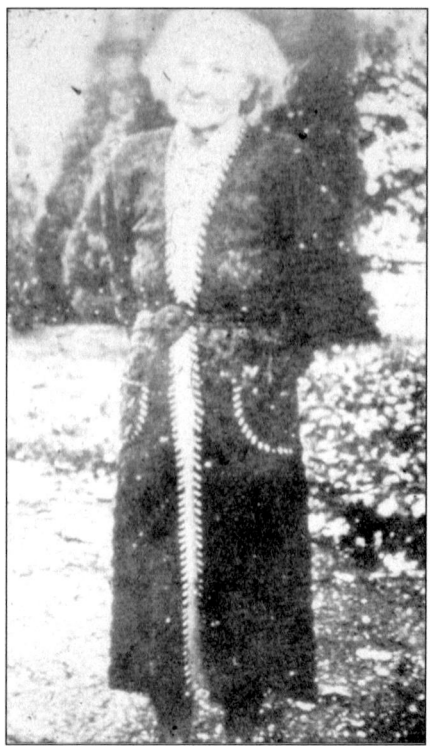

Sophia Schafstadt

Nach 16 vergeblichen Dialysen zuvor gelang es Kolff diesmal, einer Patientin das Leben zu retten. Fast zwölf Stunden dauerte diese Dialyse und 80 Liter Blut wurden durch die Maschine geleitet. Am Ende setzte die Nierenfunktion der Patientin wieder ein. Ohne Zweifel bedeutete dieser Erfolg den Durchbruch für die weitere Entwicklung auf dem Gebiet der Hämodialyse.

Kolff rettete seiner Patientin nach der gelungenen Dialyse vielleicht noch ein zweites Mal das Leben, als er sie vor der weiteren Haft bewahrte, zu der sie als Kollaborateurin verurteilt war. Er wollte auf gar keinen Fall riskieren, dass der ersten Patientin, die ihr Leben seiner künstlichen Niere verdankte, etwas zustieß.

Sofia Schafstadt erholte sich recht schnell, unternahm wieder lange Spaziergänge und begann, mit dem Rad zu fahren. Über Nierenbeschwerden klagte sie nie wieder. Im Alter von dreiundsiebzig Jahren starb sie zurückgezogen in einem kleinen Dorf. Ihr selbst ist wohl nie bewusst gewesen, welche Bedeutung ihr Überleben für die weitere Entwicklung der Dialyse hatte.

Zur selben Zeit, als Kolff das erste Mal eine Patientin vor dem sicheren Tod rettete, befasste sich der schwedische Arzt Nils Alwall mit Dialyseversuchen.

Auch er baute eine Trommelniere, deren Kern aus einem Metallgitter bestand, um das der Zellophanschlauch gewickelt wurde. Außen war der Apparat von einem Drahtgitter ummantelt. So konnte verhindert werden, dass sich die Zellophanschläuche während der Dialyse ausweiteten und der durch die Blutpumpe erzeugte positive Druck wurde aufgefangen.

Mit diesem Gerät gelang Alwall erstmals eine wirkliche Ultrafiltration. Bisher war der Wasserentzug nur durch sehr hohe Zuckerkonzentration im Dialysat erreicht worden.

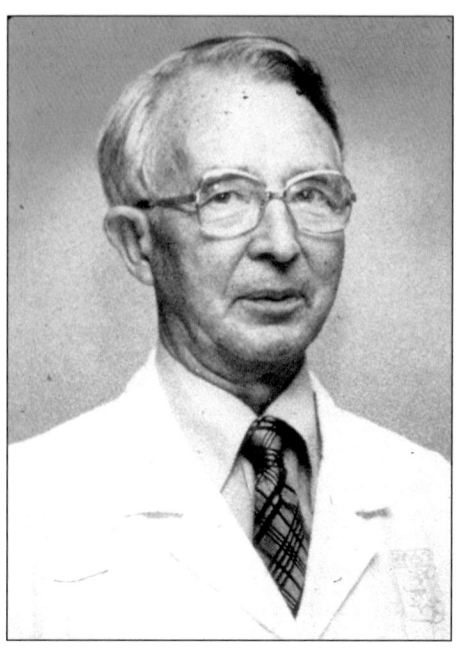

Nils Alwall

Obwohl Alwall mit seinen Dialysen große Erfolge erzielte und viele Patienten vor dem sicheren Tod rettete, hatte er in den Anfangsjahren mit großen Vorurteilen gegen seine Methode zu kämpfen. Heute können wir nicht mehr verstehen, dass viele führende Mediziner seinerzeit die Dialyse als unnötig, unethisch und lebensgefährlich ablehnten. Sogar Spott schlug Alwall entgegen. Wenn ein von ihm dialysierter Patient nach der Behandlung trotzdem verstarb, sprachen die Kollegen davon, der Patient sei „ge-alwallt" worden.

Nils Alwall war überzeugt, dass die Dialyse als Behandlungsmethode Zukunft hat und ließ sich von der zum Teil harschen Kritik nicht beirren, sondern eröffnete 1950 das erste Dialysezentrum in der Universitätsklinik in Lund/Schweden.

Nach und nach wurden die Erfolge mit dem Alwall-Dialysator und der Kolff-Trommelniere in Europa, Kanada und den Vereinigten Staaten bekannt.

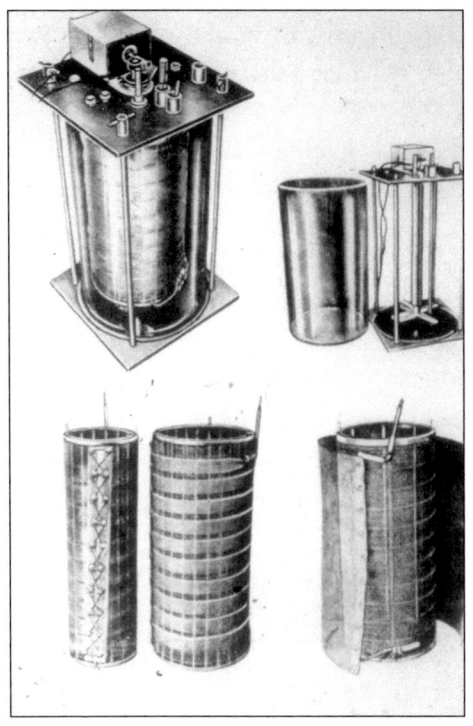

Vertikale Trommel von Alwall

1947 reiste Kolff in die USA, um Mediziner im Umgang mit seinem lebenserhaltenden Gerät zu trainieren. Die Dialysen wurden im Operationssaal nach Ende des Operationsprogramms durchgeführt. Die gefliesten Operationsräume waren besonders gut geeignet für diese Therapie, bei der es oft zu blutigen oder nassen Zwischenfällen kam.

Kolff entwickelte seine Trommelniere immer weiter. Die Handhabung wurde deutlich vereinfacht und sogar optisch waren die späteren Modelle nicht mehr so erschreckend wie seine erste künstliche Niere.

Ihren ersten großen Einsatz hatte die weiterentwickelte Kolff-Brigham-Niere im Korea-Krieg. Viele verwundete Soldaten (Polytrauma, Schockniere) hätten ohne Dialysebehandlung keine Überlebenschance gehabt.

Nachdem Haas 1929 seine Dialyseversuche eingestellt hatte, wurde in Deutschland erst wieder im Sommer 1948 dialysiert. Der deutsche Arzt Dr. C. Moeller (1910 – 1965) beschäftigte sich als Stationsarzt im Marienkrankenhaus in Hamburg intensiv mit den Arbeiten von Kolff und Alwall über die künstliche Niere. Auf der Basis dieser Arbeiten konstruierte er eine eigene künstliche Niere, die schließlich von der Firma Hübscher, einem Unternehmen für Medizintechnik und Laborbedarf, gebaut und unter dem Namen Moeller-Niere bekannt wurde.

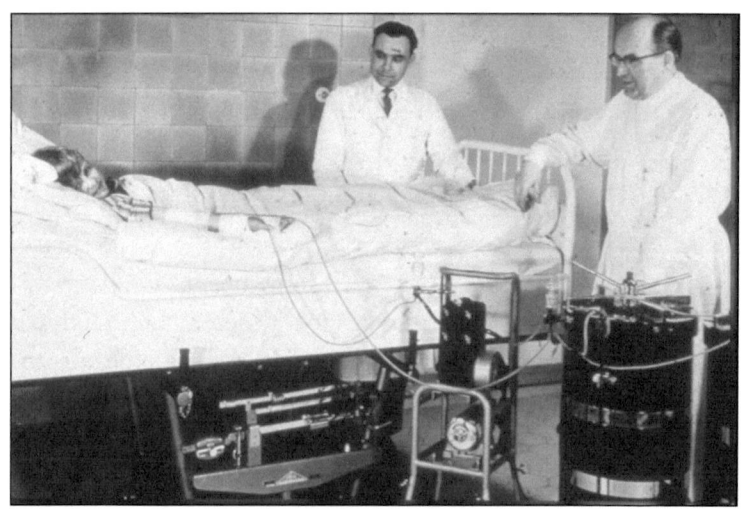

Moeller-Dialyse

Auch Moeller benutzte einen künstlichen Wurstdarm für die Dialyse. Die aktive Oberfläche dieser ersten künstlichen Niere Deutschlands betrug 0,25 qm, das Blutfüllvolumen ca. 500 ml. Durch den Einsatz von Hartgummi beim Gehäuse konnte Moeller seinen Dialysator nach außen völlig abdichten, denn dieses Material konnte sehr exakt bearbeitet werden.

Im Gegensatz zum Alwall-Dialysator, der noch einen Tank mit Dialysat benötigte, verwirklichte Moeller erstmals ein Gegenstromprinzip.

Am 8. März 1950 wurde der erste Patient erfolgreich mit der Moeller-Niere dialysiert. Damit fand an diesem Tag die erste klinisch effektive Dialyse in Deutschland statt.

Die Moeller-Niere wurde in den Folgejahren immer wieder verbessert. Vor allem die Oberfläche der Membran wurde ständig vergrößert.

Im Jahr 1953 begann Dr. Moeller, mit seinem Gerät und der notwendigen Ausstattung zu anderen Kliniken in Deutschland zu reisen, die einen Patienten mit Nierenversagen gemeldet hatten.

Die Weiterentwicklung der Gefäßanschlüsse

Bei Alwall, Kolff und Moeller wurde der Gefäßanschluss immer noch durch Glaskanülen hergestellt, was eine Begrenzung auf maximal zwölf Dialysen pro Patient mit sich brachte. Bei akutem Nierenversagen über einen längeren Zeitraum war es also immer noch nicht möglich, den Patienten dauerhaft zu helfen.

Dies sollte sich erst 1960 ändern, als Wayne Quinton zusammen mit Belding Scribner den nach ihm benannten „Scribner–Shunt" entwickelte.

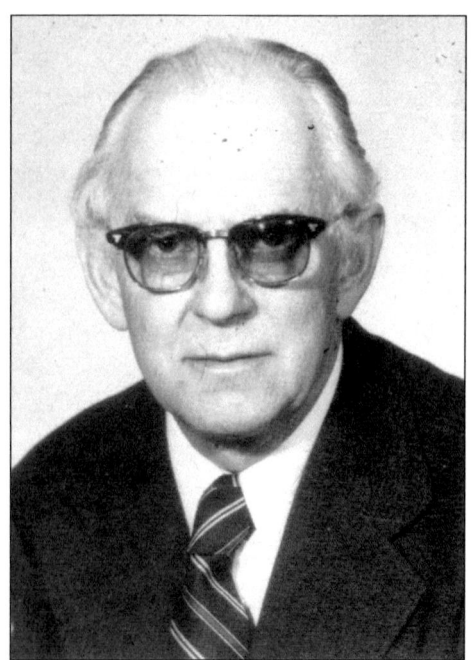

Belding Scribner

Dr. Clausing, der Hausarzt eines chronisch Nierenkranken in Seattle, erhielt eines Tages eine Mitteilung über ein neues „Versuchsprogramm für Nierenkranke". Dort hieß es, dass zum ersten Mal der Versuch unternommen werden sollte, mit einer besonders konstruierten Anschlussvorrichtung aus Teflon und Kunststoff, Nierenkranke unbegrenzte Zeit zu behandeln.

Allerdings befand sich dieses Programm erst im Stadium der Tierversuche und es war nach Aussage von Dr. Scribner noch nicht daran zu denken, diese Methode am Menschen zu erproben. Dr. Clausing erkundigte sich, wie lange es noch dauerte, da er mit dieser neuen Behandlungsmethode eine Chance für seinen Patienten mit chronischer Niereninsuffizienz sah, dessen Lebenserwartung er nur noch auf einige Wochen schätzte. Also bedrängte Dr. Clausing den Kollegen, sich Clyde Shields anzusehen. Tatsächlich bestellte Scribner den Patienten zu sich. Emma Shields brachte gleich am nächsten Tag ihren Mann in das „Clinical Research Center", wo ein wichtiges neues Kapitel der Geschichte der chronischen Hämodialyse von Belding Scribner und Wayne Quinton geschrieben werden sollte.

Eigentlich war die Entwicklung des Scribner-Shunts noch nicht abgeschlossen, trotzdem wagte man es, ihn bei Shields einzusetzen. Am 9. März 1960 wurde der Scribner-Shunt in den Arm des Patienten operiert. Als man die Teflonkanülen in Clyde Shields Arm einpflanzte, war er schon nicht mehr bei Bewusstsein. Unmittelbar danach wurde mit der Dialysebehandlung begonnen, obwohl die Gefahr von Blutungen sehr groß war.

Die Probleme, die der noch unerprobte Shunt machte, waren aber nur ein Teil des Risikos. Das andere Problem war die Dialyselösung. Um Dialysebehandlungen von mindestens vierundzwanzig Stunden durchführen zu können, benötigte man große Mengen davon. Das Dialysat wurde auf null Grad Celsius heruntergekühlt, um das Keimwachstum zu verringern. Nach dem Durchfluss durch den Dialysator musste das ebenfalls abgekühlte Blut wieder erwärmt werden. Dazu wurden die Blutschläuche durch ein Warmwasserbad geleitet.

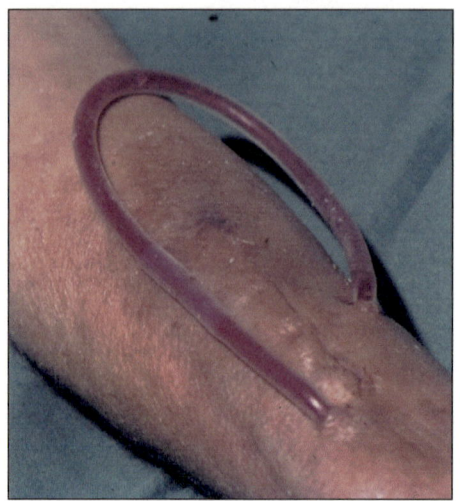

Scribner-Shunt

Es kam schon in den ersten Stunden zu zwei großen Zwischenfällen. Clyde Shields bekam durch das nicht ausreichend erwärmte Blut starken Schüttelfrost. Mit einer Heizdecke wurde er wieder aufgewärmt.

Trotz Abkühlung des Dialysats entwickelten sich darin Keime. Die Lösung wurde erneuert, die Maschinenteile sterilisiert und danach konnte die Behandlung fortgesetzt werden. Wie durch ein Wunder kam es zu keiner Infektion beim Patienten.

Es dauerte achtundvierzig Stunden, ehe Clyde Shields langsam erwachte, nach fünfzig Stunden konnte er wieder bei klarem Bewusstsein sprechen und nach weiteren zwanzig Stunden erklärte er, dass er sich zum ersten Mal seit langer Zeit wieder als „Mensch" fühlte.

Insgesamt dauerte diese Dialyse 76 Stunden. Durch die lange Dialysedauer war der Elektrolytspiegel des Patienten völlig aus dem Gleichgewicht geraten. Hoher Blutdruck und ein Lungenödem erforderten eine erneute Behandlung zwei Tage später. Jetzt zeigte sich die Stärke des neuen Gefäßanschlusses, der auch dieses Mal problemlos funktionierte.

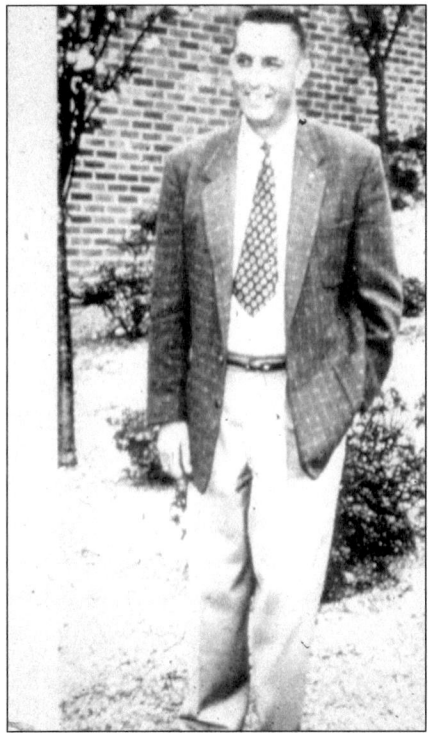

Clyde Shields

Clyde Shields, der erste Patient mit einem Scribner-Shunt, überlebte und wurde 1969, fast auf den Tag genau nach neun Jahren Klinikdialyse, in die Heimdialyse entlassen. Seine gesundheitlichen Probleme waren zu der Zeit die gleichen wie bei heutigen Langzeitpatienten, u. a. Knochenschmerzen und Shuntprobleme.

Ein Scribner-Shunt hielt damals maximal ein halbes Jahr. Shields Arme und Beine waren bald übersäht mit Narben, immer wieder musste ihm ein neuer Shunt gelegt werden. 1970 bekam er seinen vierzigsten Shunt – diesmal am Oberschenkel.

Clyde Shields starb 11 Jahre nach Dialysebeginn an einem Herzinfarkt.

Ein entscheidender Schritt aber war getan: Die Dauer, über die ein Patient die Dialysebehandlung benötigte, spielte nun keine wesentliche Rolle mehr. Mit dem Scribner-Shunt konnten jetzt auch chronisch Nierenkranke erfolgreich behandelt werden.

1966 kam es erneut zu einer entscheidenden Weiterentwicklung auf dem Gebiet der Gefäßanschlüsse.

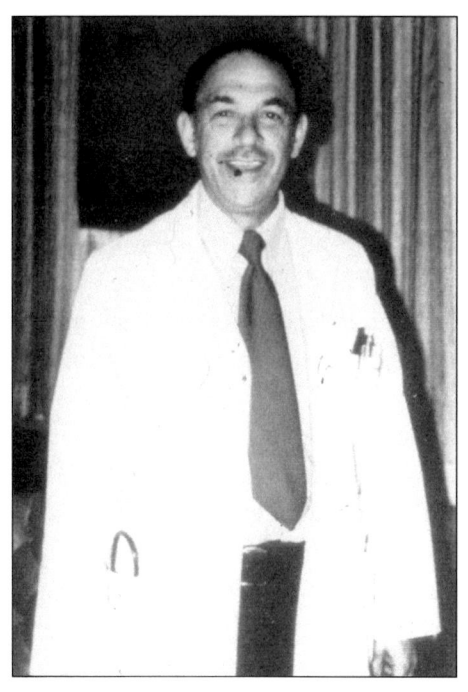

James Cimino

Die arterio-venöse Fistel (Verbindung zwischen Arterie und Vene) von James Cimino bedeutete für Dialysepatienten nicht nur einen länger funktionierenden Gefäßzugang, sondern auch weniger persönliche Einschränkungen. Mit einem Scribner-Shunt war es noch ein Problem, zu Hause ein Bad zu nehmen; mit der Cimino-Fistel war sogar ein Besuch im Schwimmbad möglich. Für die ausschließlich jungen Patienten der damaligen Zeit waren solche Erleichterungen von großer Bedeutung.

Die Weiterentwicklung der Hämodialyse in den sechziger Jahren

Obwohl für die chronisch Nierenkranken strenge Auswahl-kriterien galten, wuchs die Zahl der Patienten und die Kosten stiegen. Wollte man die Zahl der Behandlungsplätze erhöhen, war auch schon damals ein Preisbewusstsein nötig.

Frederik Kiil aus Norwegen hatte schon Ende der 50er Jahre einen Dialysator entwickelt, bei dem nur die Membranen aus-getauscht wurden, der also wieder verwendbar war, was sich positiv auf die Kosten aufwirkte. Dieser Kiil-Dialysator war ein Plattendialysator von beachtlicher Größe. In ihm kam erstmals Cuprophan als Membran auf Zellulose-Basis zum Einsatz. Die Vorbereitung des Gerätes für die Dialyse blieb allerdings auch bei diesem Dialysatortyp immer noch sehr zeitaufwändig. Erst als die Membranen steril gefertigt und geliefert wurden und nicht mehr vor der Behandlung mit Formalin gefüllt werden mussten, vereinfachte sich der Einsatz. Der Zeitaufwand, vor allem in Dialysezentren mit mehreren chronischen Patienten, blieb aber immer noch sehr groß.

Bei den Dialysegeräten wurden in den folgenden Jahren immer mehr Fortschritte erzielt, auch durch die Arbeiten von Prof. Streicher aus Stuttgart, auf die an anderer Stelle ausführlicher eingegangen wird. Auch bei den Wasserversorgungsanlagen verbesserte sich die Technik, wobei sich das Prinzip der zen-tralen Dialysatversorgung aus einem Vorratstank und bessere Patientenüberwachung durch einzelne Überwachungsmonitore in jedem Gerät durchsetzten.

Die Gerinnungskontrollen während der Dialyse am Bett des Patienten nahm man mit der damals üblichen und einzigen Methode vor, der Uhrglasmethode. Dabei gab man einen Tropfen Blut in das Uhrglas und rührte mit einem Glasstäbchen so lange, bis ein „Blutfaden" gezogen werden konnte. Die dazu benötigte Zeit wurde als Gerinnungszeit angenommen.

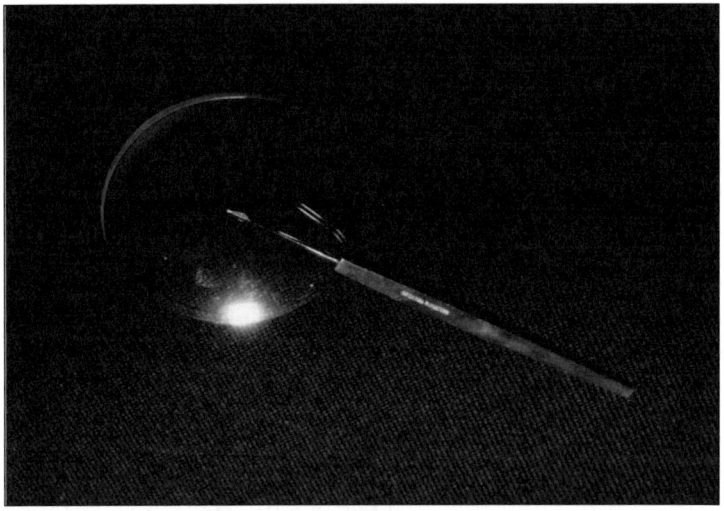

Gerinnungsüberprüfung mit der „Uhrglasmethode"

Akustische Alarme störten Patienten und Pflegepersonal kaum, denn überwacht wurden nur arterieller Druck und Venendruck. „Luftfallenalarm" war unbekannt, denn es gab noch keine Luftüberwachungsgeräte. Das Pflegepersonal überwachte die Geräte per Augenschein. Bei Problemen kam es vor allem auf die schnelle Reaktion der überwachenden Person an.

Das Dialysat wurde in einem 400-Liter-Tank selbst gemixt und bestand aus 380 l Wasser, 20 l Konzentrat und 5 kg Traubenzucker. Auf einem Stuhl stehend wurde es vom zuständigen Mitarbeiter sorgfältig mit einem großen „Rührlöffel" umgerührt, der Tank stand wegen des benötigten Gefälles erhöht.

Die Leitfähigkeit konnte noch nicht gemessen werden. Ob Konzentrat und Traubenzucker im Tank waren, konnte nur durch die Geschmacksprobe festgestellt werden.

Einige als „vollautomatisch" bezeichnete Einrichtungen, wie z. B. der Behälter, in dem das Dialysat auf Körpertemperatur erwärmt wurde, verursachten häufig Überschwemmungen.

Später kam es zu Verbesserungen bei den Zentralanlagen: Das Dialysat wurde automatisch gemischt, es gab eine Leitfähigkeitsmessung und für je 2 Patienten einen „Blutleckdetektor". Auch wurde die Temperatur des Dialysats überwacht.

Doch allein mit der Weiterentwicklung auf dem Gebiet der Gefäßanschlüsse und dem Fortschritt bei den Dialysatoren waren die Probleme der chronisch Nierenkranken nicht gelöst, eigentlich fingen sie jetzt erst richtig an: Es gab nicht genügend Dialyseplätze. Die Dialysezeit betrug Anfang der 70er Jahre noch 10 bis 12 Stunden zwei Mal pro Woche. Alle Dialyseplätze in den Kliniken waren belegt, ein neuer Patient konnte erst ins Programm aufgenommen werden, wenn ein Platz frei wurde und auf jeden frei werdenden Platz warteten mehrere Patienten.

Die Peritonealdialyse

Im Gegensatz zur Hämodialyse, bei der das Blut außerhalb des Körpers gereinigt wird, findet bei der Peritonealdialyse der Reinigungsvorgang im Körper des Patienten statt. Dabei wird das Peritoneum (Bauchfell) als körpereigene Membran benutzt, durch die das Blut gefiltert wird. Die Dialyselösung wird über einen Katheter direkt in den Bauchraum geleitet.

Bereits 1740 behandelte der Engländer Christopher Warrick eine Patientin mit Aszites (Flüssigkeitsansammlung in der Bauchhöhle). Warrick instillierte (einfüllen) eine Lösung aus „Bristol-Water" und „Claret Wine" als Dialyselösung. Den Wein benutzte er in der Annahme einer antibakteriellen Wirkung. Instilliert wurde die Lösung mit einem Lederrohr. Die Behandlung musste nach kurzer Zeit wegen massiver Reaktionen der Patientin aufgegeben werden. Allerdings überlebte sie und erholte sich auch in relativ kurzer Zeit von ihrem Aszites.

1877 beschrieb der Deutsche G. Wegener die Absorptionsrate (Aufnahme und Verteilung) des Peritoneums je nach eingesetzter Lösung und berichtete auch über erste Tierversuche.

1894 gelang E. H. Starling und A. H. Tubby erstmals der Nachweis, dass Flüssigkeit über das Peritoneum entzogen wurde.

1918 konnte Desider Engel nachweisen, dass Eiweiß das Peritoneum passieren kann und 1919 bemerkte M. Rosenberg, dass die Flüssigkeit im Peritoneum die gleiche Harnstoffkonzentration wie Blut hatte. Damit war der Beweis erbracht, dass Harnstoff mit der peritonealen Dialyse tatsächlich entfernt wurde.

1923 führte der Deutsche Georg Ganter die erste klinische Peritonealdialyse in Würzburg durch. Er hoffte, mit diesem Verfahren das Problem der Blutgerinnung umgehen zu können und auf ein Antikoagulans (Blutgerinnungsmittel) verzichten zu können. Ganter verwendete sterile, dextrosehaltige, physiologische Elektrolytlösungen, um eine Entwässerung zu erreichen. Die Lösung leitete er mittels einer mit einem Gummischlauch verbundenen Hohlnadel in den Bauchraum.

Als erste Patientin wurde eine Frau mit diesem System behandelt, die nach der Geburt ein Nierenversagen erlitten hatte. Ganter instillierte zunächst einen Liter der Lösung, steigerte im Verlauf der Behandlung auf 3 Liter und verlängerte die Verweildauer von 30 Minuten auf 3 Stunden. Er führte die Behandlung so lange durch, bis die Blutwerte in einem annehmbaren Bereich lagen.

Die Patientin starb dennoch, weil Ganter nicht an eine fortdauernde, chronische Behandlung gedacht hatte. Trotzdem machte Ganter damals grundlegende, bis heute gültige Entdeckungen, die er so formulierte:

„Der Zugang ist von primärer Wichtigkeit, und merkte dabei, dass es relativ einfach war, die Lösung ins Bauchfell einzuflößen, aber ungleich schwieriger, den nötigen Abfluss zu erreichen. Sterile Lösungen verhindern Infektionen. Der Flüssigkeitsentzug wird durch die Dextrosekonzentration bestimmt. Lösungsmenge und Verweildauer beeinflussen die Clearance.“ (Entgiftungsqualität)

Um eine kontinuierliche Spülung des Peritoneums zu erreichen, setzten Stephen Rosenak und P. Sewon 1920 einen Metallkatheter ein. Allerdings war die Peritonitisrate bei den Patienten damals so hoch, dass Rosenak sich wieder von der Peritonealdialyse abwendete und Dialysatoren für die Hämodialyse entwickelte.

1936 wurde am General Hospital in Wisconsin von Wear, Siks und Trinkle die erste kontinuierliche und erfolgreiche Behandlung mit der Peritonealdialyse an einem Patienten mit

Harnleiterstenosen (Harnleiterverengung) durchgeführt. Damit war bewiesen, dass ein Patient über einen gewissen Zeitraum sicher mit dieser Methode behandelt werden kann.

1945 entwickelte P. S. M. Kop, ein früherer Helfer Kolffs, ein System, in dem die PD-Lösung mittels Schwerkraft in den Bauchraum eingeflößt wurde. Er benutzte dazu Porzellanbehälter, Latexschläuche und Glaskatheter, um eine einfache Sterilisation der Geräte durchführen zu können. Die Gruppe um Kop behandelte insgesamt 21 Patienten mit dieser Methode, 10 Patienten überlebten.

Zwischen 1945 und 1953 entwickelten Seligman, Fine und Frank in Boston eine Methode, um die Peritonealdialysebehandlung unter „Schlachtfeldbedingungen" im Koreakrieg durchführen zu können. Sie verbesserten die Fluss-Raten und entwickelten Peritonealdialyse-Lösungen, die den Bedürfnissen des Patienten angepasst waren.

1952 entwickelte Arther Grollman an der Southwestern Medical School in Dallas den Katheter, der die zukünftige CAPD (Continuierliche ambulante Peritoneal Dialyse)-Behandlung ermöglichen sollte. Er benutzte einen 1-Liter-Behälter mit einer Kappe, an die ein Stück Plastikschlauch angeschlossen war. Dieser Schlauch wurde mit dem Polyethylen-Katheter verbunden. Dieser Katheter war eine revolutionäre Entwicklung, war er doch flexibel. Außerdem garantierten mehrere kleine Löcher am unteren Ende einen optimalen Ein- und Auslauf.

Morton Maxwells Forschungen und Entwicklungen hatten vor allem das Ziel, die Behandlung mit der Peritonealdialyse zu vereinfachen. Der erste Schritt in diese Richtung war getan, als er eine Firma beauftragte, eine sterile Dialyselösung für die Peritonealdialysebehandlung zu entwickeln. Diese

Methode half, Infektionen vorzubeugen. Bei dem von ihm entwickelten System waren außerdem nur noch wenige An- und Abschlüsse nötig. Bei der nach ihm benannten „Maxwell-Technik" wurden 2 Liter Dialyselösung instilliert, die nach 30 Minuten über Plastikschläuche in die Originalgefäße zurückflossen.

Damit war ein Wendepunkt in der Dialysebehandlung erreicht: Eine Dialyse war nicht mehr nur auf die Krankenhäuser beschränkt, die sich auf die Hämodialyse spezialisiert hatten, sondern konnte jetzt in jedem Krankenhaus durchgeführt werden, in dem die Versorgungsmaterialien vorhanden waren und das peritoneale Verfahren verstanden wurde.

1959 entwickelte Paul Doolan in San Francisco einen Katheter aus Polyethylen für den Langzeitgebrauch, der über einige gerillte Segmente verfügte, die einen Verschluss der Löcher verhindern und die Flow-Raten maximieren sollten. Doolans Vorschläge zielten darauf ab, auch chronisch erkrankte Patienten zu behandeln.

1959 wurde die „Doolan-Technik" von Richard Ruben in San Francisco bei einer jungen Frau mit Nierenversagen angewendet. Er implantierte den Doolan-Katheter und begann eine 24-Stunden-Behandlung. Das Befinden der Patientin besserte sich deutlich und ermutigte Ruben fortzufahren. Nach der 24-stündigen Behandlung wurde die Patientin mit implantiertem Katheter nach Hause entlassen, wo sich ihr Zustand allerdings nach einer Woche so verschlechterte, dass sie wieder behandelt werden musste. Diese Entwicklung zeigte sich nun regelmäßig jede Woche. Ruben ließ die Patientin die Wochentage nun zu Hause verbringen und behandelte sie am Wochenende. Während der sieben Monate dauernden Behandlung musste der Katheter einmal erneuert werden.

1960 kam der „Gefäßpionier" Scribner aufgrund des Mangels an zur Verfügung stehenden Hämodialyse-Plätzen zu der Ansicht, dass die Peritonealdialyse als Alternativbehandlung ein Weg aus der finanziellen Einschränkung sein könnte. Er beauftragte Fred S. T. Boen, ein Peritonealdialyseprogramm zu entwickeln, das den Patienten die Möglichkeit geben sollte, sich zu Hause selbst zu behandeln. Zu diesem Zweck entwickelte Boen gemeinsam mit George Shilipetar eine automatisierte Einheit, die unbeaufsichtigt während der Nacht eingesetzt werden konnte.

Den Patienten wurde ein 40-Liter-Behälter mit PD-Lösung nach Hause geliefert und leer wieder zurückgenommen.

Boens Gruppe entwickelte auch ein Gerät, das den Ein- und Auslauf automatisch regulierte. Diese Peritonealdialysen wurden einmal pro Woche durchgeführt.

1962 war Russel Palmer einer der Ersten, die in Nordamerika mit der Kolff-Trommelniere dialysierten. Angeregt durch Scribner und Quinton kam er auf die Idee, auch bei der Peritonealdialyse Silicon einzusetzen. Das Ergebnis war ein von Quinton entwickelter Katheter, der permanent im Bauchraum verbleiben konnte.

1963 vereinfachte Henry Tenckhoff dieses Peritonealdialysesystem, indem er im Haus des Patienten eine Wasseraufbereitungsanlage installieren ließ, die ihn mit sterilem Wasser versorgte. Ein Konzentrat, um die Dialysierlösung herzustellen, wurde zugesetzt.

Tenckhoff modifizierte auch den von Russel entwickelten Silicon-Katheter, indem er ihn kürzte und mit Dacron-Muffen versah. Er entwickelte einen Trocar, um den Katheter leichter implantieren zu können und benutzte zwei verschiedene Formen von Kathetern: gerade bzw. an der Spitze spiralförmig aufgerollte. Tenckhoff hatte mit dieser Entwicklung nun ein komplettes System für die chronische intermittierende Peritonealdialyse.

In den Jahren von 1961 bis 1970 entwickelte Norman Lasker in New Jersey den ersten „Peritoneal Cycler". Verwendet wurden 2-Liter-Flaschen mit PD-Lösung, die, nachdem sie erwärmt worden waren, mit Schwerkraft instilliert wurden. 1970 gingen die ersten Patienten mit diesem Cycler in die Heimdialyse.

Wegen der wenigen Dialyseplätze begann Dimitrios Oreopoulos 1969 am Western Hospital in Toronto, Patienten auch für die Heimdialyse zu trainieren. Als er vom „Lasker-Cycler" hörte und nach einem Besuch bei Lasker sah, wie gut das System funktionierte, bestellte er einige Cycler für sein Heimdialyseprogramm. Er betreute 1974 bereits eine Gruppe von 70 Patienten mit Peritonealdialyse.

1975 entwickelten Jack Moncrief und Robert Popovic an der University of Texas die Continuous Ambulatory Peritoneal Dialysis (CAPD). Sie verwendeten 2-Liter-Flaschen mit Dialyselösung für eine Verweildauer von 4 Stunden. Bei fünf Behandlungen à 2 Liter in 24 Stunden mussten also insgesamt 10 Liter Flüssigkeit entfernt werden. Verwendet wurde der Tenckhoff-Katheter. Sie hatten damit eine Methode entwickelt, die es ermöglichte, anders als bei den anfangs intermittierenden Verfahren (mit Unterbrechung), den Flüssigkeitsentzug und die Blutreinigung des Patienten gleichmäßiger zu gestalten. Die Nachteile waren aber immer noch die hohe Infektionsrate und der Eiweißverlust. 1979 kam das erste komplette CAPD-System auf den Markt, es enthielt Dialyselösung in drei verschiedenen Traubenzuckerkonzentrationen, eine Katheterverlängerungseinheit und einen

Ypsilon-Beutelanschluss. Durch diese Verbesserungen konnte die Peritonitisrate erheblich gesenkt werden.

Wegen der Glukosebelastung wurden in den Anfangsjahren der CAPD Patienten mit Diabetes von der Behandlung ausgeschlossen. Carl Kjellstrand von der Universität von Minnesota war wohl der erste Forscher, der vorschlug, zur Steuerung der Diabetes, das Insulin in die Dialyselösung zu geben und so die Aufnahme über das Peritoneum zu ermöglichen. 1971 wurde diese Idee noch nicht angenommen, die nur 30-minütige Verweilzeit war zu kurz, um eine ausreichende Diffusion des Insulins beim Patienten zu erreichen. Mit der Zeit jedoch wurde seine Idee durch andere modifiziert und übernommen.

Die Arbeit von C. T. Flynns war in diesem Zusammenhang besonders bedeutend. Er kam 1979 zu dem Ergebnis, dass CAPD für Patienten mit Nierenversagen und Diabetes besonders geeignet wäre. Es war das Ziel Flynns, durch eine längere Verweilzeit der Dialyseflüssigkeit im peritonealen Raum bei CAPD eine ausreichende Diffusion des Insulins zu erreichen. Die Zugabe von Insulin in jeden CAPD-Beutel konnte sich nicht durchsetzen. Das Beimpfen der Beutel birgt ein zu hohes Infektionsrisiko. Zurzeit sind mehr als 30 % der Patienten, die die Peritonealdialyse anwenden, Diabetiker.

Das Material für die PD wurde ständig verbessert und die Handhabung der Verbindungsteile vereinfacht. Die Entwicklung von Cyclern, die das Dialysat über Nacht wechseln, ermöglicht den Patienten, tagsüber dialysefrei zu bleiben.

Das Katharinenhospital in Stuttgart

Die Geschichte des Katharinenhospitals reicht bis weit ins 19. Jahrhundert zurück. Das „erste" Katharinenhospital an der heutigen Kriegsbergstraße wurde bereits am 9. Januar 1828 vom württembergischen König Wilhelm I. feierlich eröffnet. Damit nahm die für die damals 30.000 Einwohner Stuttgarts wichtigste Anlaufstelle im Krankheitsfall ihre Arbeit auf. Bis dahin existierten lediglich 58 Hospitalbetten in der Stadt. Alle heute bekannten großen Krankenhäuser der baden-württembergischen Landeshauptstadt entstanden erst viel später, und bis heute ist das Katharinenhospital die größte Klinik geblieben.

Namensgeberin des Hospitals war Katharina Pawlowna, die Lieblingsschwester des russischen Zaren und Gemahlin des württembergischen Königs Wilhelm I. Sie starb bereits im Alter von 30 Jahren am 9. Januar 1819. Ihr zu Ehren wurde an ihrem neunten Todestag das Hospital eröffnet, das heute in Stuttgart und Umgebung oft nur „KH" genannt wird. In den nachfolgenden Jahren und Jahrzehnten wurde das Katharinenhospital mehrfach erweitert und umgebaut. Der Ausbau fand 1944 ein tragisches Ende, als das Katharinenhospital bei mehreren Bombenangriffen fast völlig zerstört wurde. Zu diesem Zeitpunkt standen bereits 720 Betten zur Verfügung. Vorübergehend wurde das Katharinenhospital nach Stetten im Remstal ausgelagert.

Der Wiederaufbau des Hospitals ließ viele Jahre auf sich warten: Im Jahr 1959 stand als erste neue Klinik die Hals-Nasen-Ohren-Abteilung zur Verfügung. Es folgten weitere Häuser, so 1962 und 1963 die Medizinischen Kliniken und die Chirurgie. Mit der Eröffnung der neuen Blutzentrale 1968 war die Zeit der Neubauten vorerst abgeschlossen. Dieses war das größte

Projekt in Stuttgart mit Gesamtkosten von 120 Millionen DM (ca. 60 Millionen Euro).

Heute stehen im größten Krankenhaus der Region rund 890 Betten zur Verfügung. Etwa 2.000 Mitarbeiterinnen und Mitarbeiter betreuen in 15 Kliniken mit 32 Pflegestationen und fünf Zentralinstituten im Jahr rund 30.000 Patienten. Hinzu kommen etwa 140.000 Patienten, die in den 14 Ambulanzen versorgt werden. Darüber hinaus ist das Katharinenhospital akademisches Lehrkrankenhaus der Universität Tübingen. Es ist eine modern ausgestattete zentrale Großstadtklinik und dient der Maximalversorgung der medizinischen und pflegerischen Betreuung von Patientinnen und Patienten aus Stuttgart und der Region Mittlerer Neckar. Träger ist die Landeshauptstadt Stuttgart. Das Krankenhaus wird als städtischer Eigenbetrieb geführt.

In den späten 60er Jahren war das Katharinenhospital baulich ein modernes Krankenhaus. Damals machte man sich wenige Gedanken, die Räume für die Patienten angenehm zu gestalten, die Funktionalität stand im Vordergrund. In jedem Krankenzimmer standen drei Betten. Die Zimmer hatten keine eigene Toilette, aber immerhin für jeden Patienten ein eigenes Schrankfach. Auf der gesamten Station gab es keine Möglichkeit, wo sich Patienten duschen konnten. Es war zwar ein Bad vorhanden, das aber für Pflegemaßnahmen benutzt wurde. Die Privatstationen unterschieden sich von den allgemeinen Stationen damals deutlicher als heute: Es gab zum Beispiel anderes Geschirr und Besteck. In der Dialysebehandlung wurde aber kein Unterschied zwischen Privat- und Kassenpatienten gemacht.

Einen Schwerpunkt dieses Buches bildet die Darstellung der Arbeit auf der nephrologischen Station des Katharinenhospitals in den „Pionierjahren" der Dialyse. Dieses „Abenteuer Dialyse" soll auf den kommenden Seiten aus Sicht aller Beteiligten dargestellt werden.

Die Dialyseabteilung im Stuttgarter Katharinenhospital: Die frühen Jahre (1968 – 1976)

Von der „Abteilung für Nieren- und Hochdruckkrankheiten" zur „Nephrologischen Klinik"

Die nephrologische Abteilung der medizinischen Klinik des Katharinenhospitals ist im Jahr 1968 gegründet worden. In den ersten Jahren handelte es sich noch nicht um eine wirklich eigenständige nephrologische Abteilung, vielmehr wurden auf dieser Station alle Intensivpflegefälle aus dem Haus und von außerhalb behandelt, die nicht auf die schon bestehende kardiologische oder chirurgische Intensivstation gehörten.

Anlass für die intensive Beschäftigung mit der Dialyse war ein tragisches Ereignis. 1959 war bei einem Überfall ein Stuttgarter Juwelier angeschossen worden. Er verstarb an akutem Nierenversagen im Katharinenhospital. Eine künstliche Niere hätte helfen können, eine derartige Apparatur war aber weit und breit nicht vorhanden. 1960 wurde auf Antrag von Prof. Spang diese künstliche Niere von der Stadt angeschafft, zur damaligen Zeit eine beispiellose Leistung für einen kommunalen Krankenhausträger.

Innerhalb des Krankenhauses spielte die neue Abteilung zunächst eine Sonderrolle. Die anderen Ärzte begegneten den Dialysespezialisten mit einer Mischung aus staunender Hochachtung und mühsam unterdrücktem Neid. Fast wie von Zauberhand, so schien es, wurde in der Dialyse die Vergiftung des Körpers geheilt, nur wenige Mediziner verstanden die chemischen und physikalischen Zusammenhänge. Die künstliche Niere hatte etwas Geheimnisumwittertes an sich. Doch mussten die Kollegen auch anerkennen, dass der Nephrologe sich aufgrund der Vielfältigkeit der Komplikationen der Nierenkranken in vielen Bereichen der inneren Medizin sehr gut auskannte.

Die räumliche Situation

Am Anfang bestand die Dialyseabteilung des Katharinenhospitals neben dem Behandlungsraum aus einem kleinen Labor, in dem Blutuntersuchungen, zum Teil direkt vom Pflegepersonal, vorgenommen werden konnten, einem kleinen Büro, in dem die Bestellungen geschrieben wurden und einer Werkstatt, in der die Geräte hergerichtet wurden. Die chronischen Dialysen wurden in einem großen Raum mit Oberlichtfenstern und gekachelten Wänden durchgeführt. Einziger Luxus war ein kleines Radio. Dialysetage waren Montag und Donnerstag sowie Dienstag und Freitag. Mittwochs wurden Räume und Geräte gereinigt und gewartet.

Anfang der siebziger Jahre wurde die Dialysestation deutlich erweitert. Jetzt standen zwei Räume zur Verfügung, die Zahl der Geräte stieg auf elf. Kurz darauf wurde die Abteilung erneut erweitert, die Patienten konnten so in drei Räumen und in drei Schichten betreut werden. Ein Raum war für Patienten mit Hepatitis reserviert, bei denen entsprechende Schutzmaßnahmen vor Infektionen zu treffen waren. Insgesamt standen jetzt 16 Dialyseplätze zur Verfügung, die aber nicht ausschließlich für das chronische, ambulante Programm vorgesehen waren. Es wurden auch alle stationären Patienten des Katharinenhospitals dort behandelt, die eine Dialyse benötigten.

An den 16 Plätzen konnten insgesamt 48 Menschen im Rahmen des chronischen Programms dialysiert werden. Als später ein weiterer Behandlungsraum hinzukam, verfügte die Abteilung über insgesamt 20 Dialyseplätze.

Die Akutdialyse

Von 1960 bis 1968 wurden mittels der Hämodialyse ausschließlich akute Nierenversagen behandelt. Stuttgart nahm darin sicherlich landes-, vielleicht sogar bundesweit, eine herausragende Stellung ein. Prof. Streicher hatte es mit seinem Team erreicht, dass im Katharinenhospital zu jeder Tages- und Nachtzeit Patienten mit akutem Nierenversagen dialysiert werden konnten. Viele dieser Patienten wurden wegen Komplikationen aus der Chirurgie überwiesen.

Die nephrologische Diagnostik war in dieser Anfangzeit noch sehr gering ausgeprägt, hauptsächlich wurden Urinuntersuchungen durchgeführt. Es gab noch keine bildgebenden Verfahren. Ausscheidungsurographien waren bekannt, brachten allerdings bei Niereninsuffizienzen ab einem bestimmen Insuffizienzgrad kaum noch Erkenntnisse. Der Arzt musste seine Diagnosen also vor allem aufgrund der Krankengeschichte, die von Krankenhäusern oder Ärzten dokumentiert war und aufgrund seiner eigenen Beobachtung, stellen. Dabei wurden erstaunlich gute Ergebnisse erzielt. So verfeinerten sich nach und nach die Diagnosen, die zuvor bei erhöhten Kreatininwerten fast reflexartig immer „Schrumpfniere" oder „Pyelonephritis" lauteten.

In den folgenden Jahren wurden häufig Nierenbiopsien zur Diagnostik durchgeführt, die aufgrund der fehlenden Kontrolle mittels bildgebender Verfahren große Anforderungen an das manuelle Geschick der Ärzte stellten.

Daneben bildete sich sehr schnell die Dialyse als Verfahren bei Intoxikationen heraus.

Mit der akuten Dialyse wurde erst bei einem Organversagen begonnen, durch das der Stoffwechsel fast vollständig zum Erliegen gekommen war. Die Kreatininwerte lagen bei Dialysebeginn oft über 20 (Normalwert unter 1,0!). In den Anfangsjahren gehörte zu den schlimmsten Komplikationen während der Dialyse das Dysäquilibriumsyndrom, dessen Ursache ein Hirnödem ist. Symptomatisch waren starke Kopfschmerzen, Übelkeit, Unruhezustände bis hin zu Bewusstseinstrübungen und zerebralen Krämpfen. Behandelt wurde dieses Syndrom durch eine intravenöse Valiumgabe.

Die Tatsache, dass im Katharinenhospital kein Patient mit Nierenversagen abgewiesen wurde, egal zu welcher Tages- oder Nachtzeit die Einlieferung erfolgte, und die zunehmenden Erfolge bei der Dialyse führten zu einer starken Zunahme der Patientenzahlen. Damit stieg die Belastung der Ärzte, vor allem auch deshalb, weil sie die Scribner-Shunts selber legen mussten. Bei vielen Patienten, die schon mehrere Wochen auf der Chirurgie gelegen hatten, war es nicht einfach, einen Gefäßzugang zu finden. Oft wurden Patienten mit akutem Nierenversagen am Abend eingeliefert. Dann mussten zunächst die Gefäßzugänge operiert werden, bevor die Patienten anschließend zwischen sechs und zehn Stunden dialysiert werden konnten. Dabei wurden die Patienten vom Arzt überwacht. Das bedeutete, dass die halbe, manchmal auch die ganze Nacht nach einer normalen Tagschicht durchgearbeitet wurde.

Die akuten Dialysen fanden in einem eigenen Raum statt. Kamen Akutpatienten auf die Station, musste entsprechend Personal abgestellt werden, das für die Versorgung der Patienten

in der chronischen Behandlung fehlte. Zudem kamen Akutpatienten häufig in der Nacht, sodass der Bereitschaftsdienst
gerufen werden musste, der deswegen am darauf folgenden Tag
nicht mehr für die Tagschicht zur Verfügung stand.

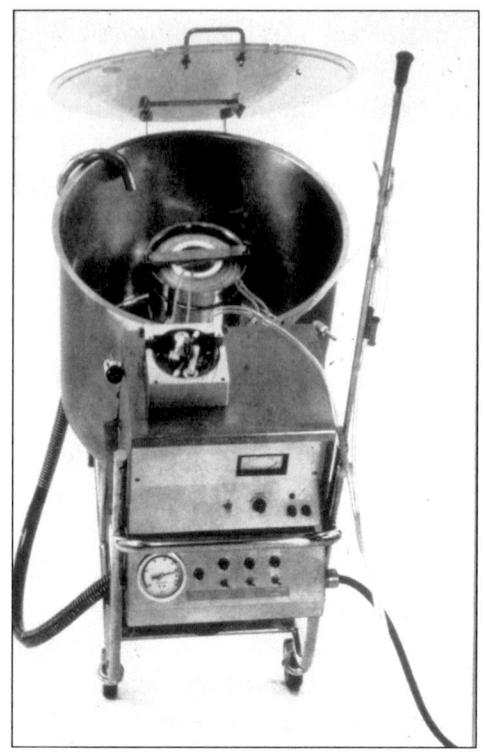

Travenol-Standard-Niere

In der Akutdialyse gab es anfangs noch keinen Tank mit vor-
bereitetem Dialysat, vielmehr wurden Weichwasser, Elektrolyte und Zucker von Hand direkt im Spulentopf zusammen-
gebracht und per Rührlöffel vermischt. Versäumte man das,
weil dieses Verfahren nicht der Routine in der chronischen
Abteilung entsprach, führte das beim Patienten zu einer le-

bensbedrohlichen Hämolyse. Erwärmt wurde das Gemisch mit einem geregelten Tauchsieder.

Dieses Dialysat reichte für drei bis vier Stunden aus und musste dann erneuert werden.

Da in den Anfangsjahren nur sehr wenige Dialysegeräte zur Verfügung standen, musste die Zeit zur Ausreifung des Shunts – oder bis ein Dialyseplatz frei war – überbrückt werden. Mangels Behandlungsmöglichkeiten im Bereich der Hämodialyse wurde deshalb parallel versucht, sowohl ein akutes als auch ein chronisches Peritonealdialyse-Programm zu etablieren.

Den Patienten wurde mittels Trokar der Katheter im normalen Krankenzimmer in lokaler Anästhesie gelegt. Zum Einsatz kam ein von Dr. Streicher entwickeltes halbautomatisches Peritonealdialysegerät: das „Peritocomb nach Streicher". An einem Gerät konnten jeweils zwei Patienten gleichzeitig behandelt werden. Die Behandlung ging über 36 Stunden. Das Gerät und das verwendete Dialysat wurden schon damals von der Firma Fresenius geliefert.

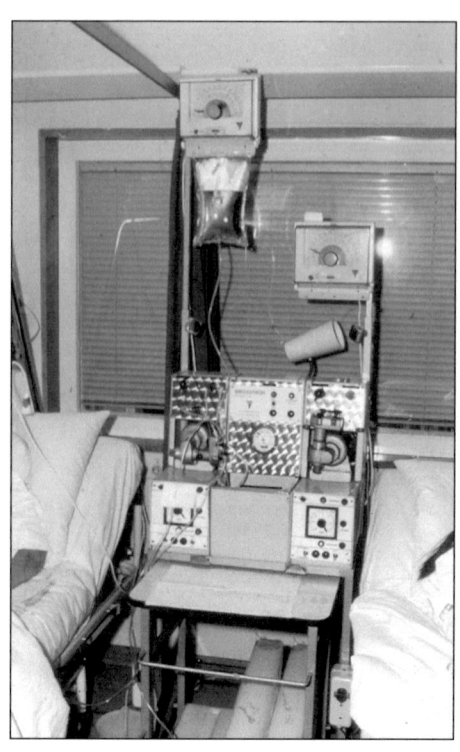

**Peritocomb nach Streicher. An dieses Gerät konnten
zwei Patienten angeschlossen werden.**

Die PD-Behandlungen der Anfangsjahre waren nicht erfolgreich, alle Patienten bekamen nach relativ kurzer Zeit eine Peritonitis und sind elend gestorben. Die Tatsache, dass man auf
eine Methode ausweichen musste, die ungeheuer komplikati-
onsbehaftet war und in der Regel zum Tod der Patienten führte,
obwohl die technischen Möglichkeiten für ein viel sichereres
Verfahren gegeben waren, hat die Ärzte stark belastet.

Hinzu kam der große Aufwand in dieser Zeit bei Peritonealdialysen, der das Personal körperlich wie psychisch schwer
belastete. Von den im Waschbecken im warmen Wasser vor-

gewärmten Dialyselösungen wurden jeweils zwei Glasflaschen mit zwei Litern an einen Infusionsständer gehängt und mit einem Luftloch versehen. Diese Spülflüssigkeit lief durch den Katheter in den Bauchraum. Nach einer definierten Zeit konnten die angebrachten Klemmen geöffnet werden, die auslaufende Lösung floss in eine offene Urinflasche ab. Die Differenz zwischen Ein- und Auslaufmenge wurde dokumentiert. Meistens gestaltete sich der Auslauf nach vier bis sechs Stunden besonders quälend, weil das Fibrin zunehmend den PD-Katheter verstopfte. Die Tätigkeit des Arztes oder Pflegers bestand vor allem darin, den urämischen Kranken hin- und herzuwälzen und zu drücken, damit eine Bilanzierung erreicht wurde. Vor allem für junge Praktikanten war dies eine sehr anstrengende Arbeit, bei der nicht selten in 16-Stunden-Schichten gearbeitet wurde.

Die Peritonealdialyse war zu jener Zeit für die Patienten eine Qual, das Pflegepersonal erlebte sie wegen der Urämie ständig jammernd und klagend. Äußerlich sichtbar führte die Peritonealdialyse auch kaum zu einer Zustandsverbesserung, obwohl sich die Laborwerte verbesserten und das augenblickliche Überleben gesichert war.

Die Ärzte mussten in den Anfangsjahren immer wieder dramatische und schmerzliche Niederlagen einstecken. Ein Ereignis ist allen damals Beteiligten noch gut in Erinnerung. In zwei aufeinander folgenden Jahren wurden italienische Großfamilien mit einer Knollenblätterpilzvergiftung eingeliefert. Der Knollenblätterpilz, dem Champignon nicht unähnlich, ist in Italien unbekannt. Sie hatten ihn gesammelt und zum Essen zubereitet.

Beim ersten Fall kamen 25 Patienten vom Greis bis zum Kleinkind im renalen Stadium der Vergiftung auf die Station. Die Ärzte waren zum damaligen Zeitpunkt sicher etwas „dialysefixiert" und glaubten, fast alle Gifte im Körper entfernen zu können. Auf jeden Fall musste etwas getan werden, man konnte der Situation schließlich nicht tatenlos begegnen. Also wurde beschlossen, die Patienten zu dialysieren. Das erste Problem bestand darin, allen 25 Patienten einen Gefäßzugang zu legen, was vor allem bei den kleinen Kindern sehr schwierig war. Das zweite Problem: Es gab nicht genug Maschinen. Also wurde improvisiert und aus allen verfügbaren Bottichen, Zubern, Wannen usw. Tanknieren simuliert. Pumpen, Schlauchsysteme und Dialysatoren waren vorhanden. Trotz aller Bemühungen überlebte kein Patient die Vergiftung, sie starben fast im Stundentakt. Das gesamte Personal war 48 Stunden in einem erfolglosen Totaleinsatz.

Ein Jahr später die gleiche Situation, diesmal nur fünf Patienten, von denen einer überlebte. Er wurde allerdings nicht durch die Dialyse gerettet, sondern durch den glücklichen Umstand, nur wenige Pilze gegessen zu haben.

Die Öffentlichkeit war durch die Bildzeitung auf den Fall aufmerksam geworden. In den üblichen großen Lettern warf sie den Ärzten komplettes Versagen vor. In Wirklichkeit hatten die Vergiftungsopfer keine Chance. Verbessert werden musste die Aufklärung, vor allem der ausländischen Pilzsammler, die mit den einheimischen Giftpilzen nicht vertraut waren.

Schwere Niederlagen für die Ärzte waren auch die Todesfälle nach so genannten „Septischen Aborten". Häufig wurden junge Frauen mit Nierenversagen eingeliefert, die einen Schwangerschaftsabbruch herbeigeführt hatten. Damals war eine Unterbrechung der Schwangerschaft noch verboten.

Die Technik

Sowohl die in der Akutdialyse wie die im chronischen Programm eingesetzten Maschinen waren weitestgehend Eigenentwicklungen, es gab noch keine Serienproduktion im heutigen Sinne. Reparaturen mussten oft im laufenden Betrieb ausgeführt werden, außerdem wurde ständig an Verbesserungen gearbeitet.

Die Technik machte rein optisch sicherlich keinen Vertrauen erweckenden Eindruck. Die „klassische" Stuttgart-Niere bestand aus einem offenen Topf, in dem sich die Spule befand. Das Dialysat wurde innerhalb des Topfes mit einer Wasserpumpe im Gegenstromprinzip durch den Dialysator transportiert.

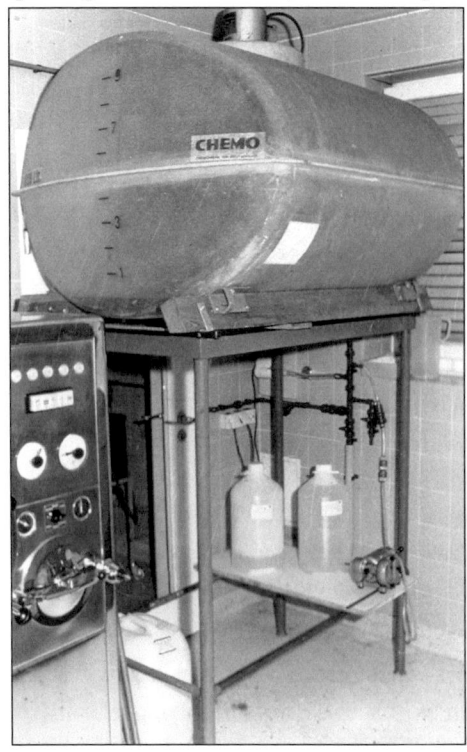

Zentrale Dialysatversorgung mit 1000-Liter-Tank.

Das Dialysat kam aus einem Anschluss in der Wand, der mit einem 1000 Liter fassenden Tank verbunden war. In diesem Wassertank wurde morgens vor Beginn der Dialysen die Dialyseflüssigkeit aus enthärtetem Wasser und Konzentrat zusammengemischt. Das war eine relativ große Fehlerquelle, denn es passierte häufiger, dass die Dialysataufbereitung vergessen wurde und somit kein frisches Dialysat in die Maschinen floss. Später wurde eine zweite Prüfung des bereits in der Maschine befindlichen Dialysats eingeführt: Mithilfe eines Ionometers stellte man fest, ob das Wasser auch tatsächlich Konzentrat enthielt. Außerdem musste vor Beginn der Behandlung dafür gesorgt sein, dass sich im Weichwasser keine Desinfektionsmittelrückstände befanden.

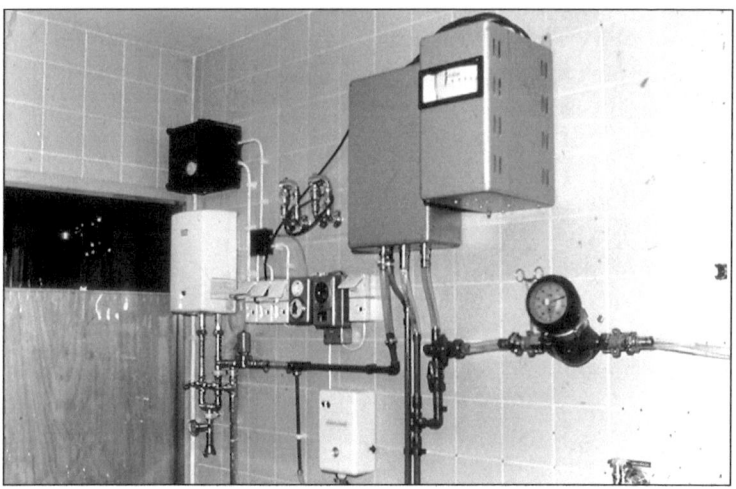

Leitfähigkeitsmessung der zentralen Dialysatversorgung

Vereinfacht lässt sich das Dialyseverfahren der ersten Jahre so beschreiben: Das Blut wird dem Patienten mit der als Arterie bezeichneten Kanüle entnommen, läuft mittels einer Blutpumpe durch den Filter und wird dann durch den als Vene bezeichneten Rücklauf in den Körper des Patienten zurückgeführt. Mit „Arterie" und „Vene" sind hier also nicht die Gefäße gemeint, vielmehr unterscheidet man in der Dialyse grundsätzlich zwischen dem so genannten arteriellen System (vom Patienten zum Dialysator) und dem venösen System (vom Dialysator zum Patienten).

Durch den Einsatz einer Wasser- und einer Blutpumpe wurde das Gegenstromprinzip aufgebaut. Die Menge des pro Stunde neu zulaufenden Dialysats konnte eingestellt werden (in der Regel 500 ml pro Minute), verbrauchtes Dialysat floss durch einen Überlauf ab.

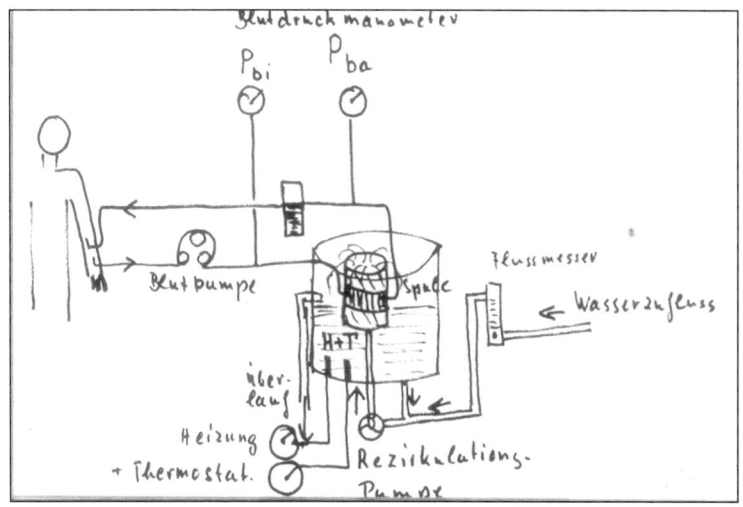

Handzeichnung von Prof. Streicher: Schematische Darstellung des Funktionsprinzips seiner „Stuttgart-Niere".

Dem Blutkreislauf wurde Heparin zugesetzt, um das Gerinnen des Blutes im System zu verhindern. Einer Infusionsflasche aus Glas mit 250 ml physiologischer Kochsalzlösung wurde Heparin zugegeben. In diese Glasflasche wurde ein selbst zusammengestecktes Infusionssystem mit der nötigen Belüftungskanüle angeschlossen. Der Heparinschlauch war noch nicht an das Blutschlauchsystem angeschweißt, er musste an einer vorhandenen Muffe in das System eingesteckt werden. Es konnte passieren, dass die Heparinzugabe genau zwischen Muffe und Blutschlauch gesetzt wurde, sodass kein Heparin ins Blutsystem kam. Anfangs wurde Heparin „arteriell" zugegeben, vor der Blutpumpe. Die Zugabe wurde ausschließlich manuell geregelt. Dabei konnte man sich nur auf die Erfahrung verlassen, häufig wussten die Patienten selbst am besten, wie viel Heparin sie benötigten.

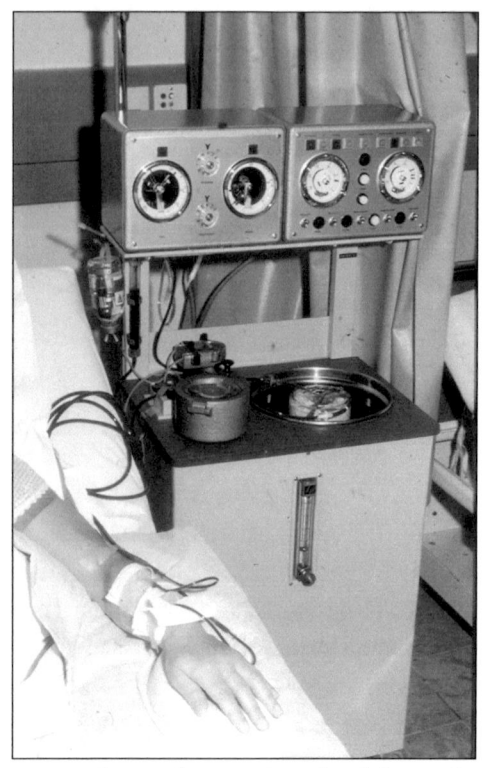

„Stuttgart-Niere", Eigenbau: Dialysatdurchflussregler, offener Spulentopf, Heparinflasche mit Heparinpumpe, Blutpumpe.

Als technische Überwachungseinrichtung war in den Anfangsjahren lediglich ein Manometer zur Prüfung des venösen Rückflussdrucks vorhanden. Die Grenzwerte konnten eingestellt werden, wurden sie über- oder unterschritten, gab es einen akustischen Alarm und die Blutpumpe schaltete ab.

Durch die Beeinflussung des venösen Rückflussdrucks mittels einer einfachen Schraubklemme („Drossel") wurde die Ultrafiltration gesteuert. Eine Erhöhung des Rückflussdrucks bewirkte eine bessere Ultrafiltration von Wasser aus dem Blut. Auch hier verließ man sich einzig auf Erfahrungswerte. Es war bekannt, dass ein Patient bei einem bestimmten Venendruck eine bestimmte Gewichtsabnahme erreichte.

Die zu erreichende Gewichtsabnahme des Patienten wurde auf der Basis seines „Sollgewichts" (vom Arzt festgelegtes Körpergewicht, das der Patient am Ende der Dialyse erreicht haben sollte) im Verhältnis zum tatsächlichen Gewicht festgelegt. Die Überwachung des Gewichtsverlustes erfolgte mittels der Bettenwaage: Vor der Dialyse wurde das Ausgangsgewicht des Patienten eingezeichnet, anschließend wurden Patient und Bett während der Dialyse gewogen und so konnte kontinuierlich die Gewichtsabnahme verfolgt werden.

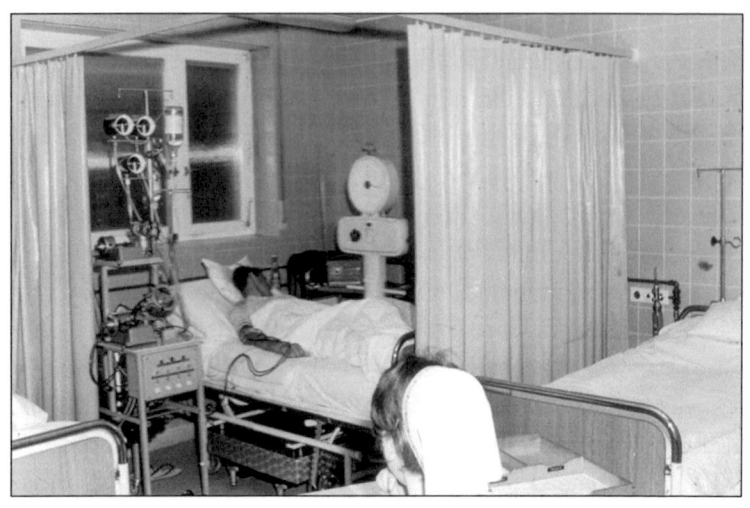

Behandlungsplatz mit Bettenwaage und erste Version der „Stuttgart-Niere", genannt „die Hochbeinige", ca. 1969.

Aufgrund der fehlenden Leistungsnachweise der Dialysatoren konnte die Gewichtsabnahme nicht zuverlässig berechnet werden. Je nachdem, wie viel Erfahrung und „Gefühl" die Pflegekraft hatte, erreichte ein Patient schon nach drei Stunden sein „Trockengewicht", ein anderer Patient hatte selbst am Ende der Dialyse noch zu wenig abgenommen.

Auch ein relativ einfacher Bedienungsfehler konnte bewirken, dass ein Patient schon nach einer Stunde sein „Tagesgewicht" von fast drei Kilo abgenommen hatte. Schloss man arterielles und venöses System falsch an, floss das Blut von außen nach innen. Der Membranschlauch wurde jetzt also von außen gefüllt und es entstand ein Druck nach innen mit der Folge einer starken Ultrafiltration.

Solche Fehler konnten zu schwerwiegenden Komplikationen führen. Erschwerend kam hinzu, dass die meisten Fehler erst bemerkt wurden, wenn sich der Zustand des Patienten verschlechterte.

Ein Luftüberwachungssystem am venösen Rücklauf zum Patienten war in den ersten Jahren nicht vorhanden. Erst 1977 gab es an allen Geräten eine „Luftfalle".

Eine individuelle Zusammensetzung des Dialysats für jeden einzelnen Patienten gab es damals noch nicht, alle Spulentöpfe wurden mit dem gleichen Dialysat gefüllt.

Die gesamte Maschine war weitgehend offen mit dem Resultat, dass immer wieder hygienische Probleme auftraten. Die Keimzahl in der Dialyseflüssigkeit wurde zwar kontinuierlich überprüft, trotzdem kamen pyrogene Reaktionen, die mit Schüttelfrost, Fieberschüben und Kreislaufkomplikationen einhergehen konnten, bei den Patienten häufig vor.

Im Regelfall kam die Wurzelbürste zum Einsatz, doch einmal pro Woche reinigte das Personal die Geräte mit dem Desinfektionsmittel Maranon.

Während der schlimmsten „Hepatits-Epidemien" 1970 bis 1973 wurden die Dialyseräume abends mit Desinfektionsmittel vernebelt, über die möglichen gesundheitlichen Folgen für das Personal machte sich niemand Gedanken.

Bis zur Entwicklung der volumengesteuerten Dialysegeräte zu Beginn der achtziger Jahre blieb das Grundprinzip der Dialyse gleich, obwohl es im Laufe der Jahre eine Vielzahl von Verbesserungen gab. So ließen die Mitte der siebziger Jahre erstmals zum Einsatz kommenden Plattendialysatoren eine erheblich verbesserte Steuerung der Gewichtsabnahme des Patienten zu.

Patienten in der chronischen Dialyse

Ins chronische Dialyseprogramm wurden junge Menschen aufgenommen, ältere Patienten hatten kaum eine Chance. Außerdem waren jegliche Zweiterkrankungen (Diabetes, Karzinom, kardiovaskuläre Erkrankungen usw.) eine Kontraindikation.

1968 wurden lediglich vier Patienten im chronischen Programm behandelt. Für diese Patienten bedeutete die Aufnahme die Rettung vor dem sicheren Tod. Gleichzeitig traten neue Ängste auf, denn es war in den Anfangsjahren noch nicht sichergestellt, dass die Krankenkasse sämtliche Kosten für die Dialyse übernahm. Auch mussten sich die Patienten weitgehend selbst um die Kostenerstattung durch die Krankenkasse kümmern. Dabei wurde die Kostenübernahme meistens zunächst nur für eine beschränkte Zeit garantiert. Lief diese Zeit ab, musste durch Prof. Streicher erneut attestiert werden, dass die weitere Dialyse beim Patienten angezeigt war, was allerdings immer problemlos akzeptiert wurde.

Bis zur Aufnahme in das chronische Programm hatten die meisten Patienten einen schrecklichen Leidensweg hinter sich. Sie kamen in sehr schlechtem Zustand auf die Dialysestation. Aufgrund der wenigen Plätze wurde mit dem Beginn der Dialyse viel zu lange gewartet, die Patienten litten deshalb unter starker Urämie. Sie waren schläfrig, mussten sich ständig übergeben, waren abgemagert. Oft litten sie an einem durch die Urämie hervorgerufenen Perikarderguss.

Auch am äußeren Eindruck der Patienten ließ sich ihre schwere Erkrankung ablesen. Aufgrund der Blutarmut hatten sie eine blasse, fast leichenähnliche Hautfarbe. Auffallend war der starke Mundgeruch (foetor urämicus), der durch die Urämie hervorgerufen wurde.

Diese schlechte körperliche Verfassung der Patienten verbesserte sich durch die Hämodialyse zunächst nicht, im Gegenteil: Nach der Dialyse waren sie noch gebeugter, noch ausgelaugter als davor. Die Dialyse führte lediglich dazu, dass sie in ihrem schlechten Zustand weiterleben konnten, sie war seinerzeit ausschließlich ein lebensrettendes Verfahren, ohne die Lebensqualität zu verbessern. Die Patienten berichteten, dass sie sich zu Hause sofort ins Bett legen mussten. Der „gute Tag" war der Tag zwischen den Dialysen.

Auch psychisch waren die Patienten sehr angegriffen. Vor Beginn der Dialyse hatte man sie in der Regel direkt mit der Prognose konfrontiert, dass die Dialyse ihr Leben um zwei, wenn es gut ginge vielleicht sogar um drei Jahre verlängern könnte. Psychosoziale Hilfe, mit dieser Situation umzugehen, gab es nicht. Jeder war mit dieser extrem belastenden Situation allein. Erst ab Mitte der siebziger Jahre wurde eine Sozialarbeiterin angestellt, die den Patienten vor allem die Behördengänge erleichtern sollte, aber auch Gesprächspartnerin in anderen Fragen war. Deshalb gründete sie eine Patientengruppe.

Die jungen Dialysepatienten der damaligen Zeit waren Experten ihrer Krankheit. Oft wussten sie mehr als die Pflegekräfte. Es gab kein Trainingsprogramm für die Pflegekräfte wie heute, vielmehr wurden neue Mitarbeiterinnen und Mitarbeiter mehr oder weniger ins kalte Wasser geworfen. Die Patienten führten dann in der alltäglichen Praxis das „Personaltraining" durch.

Teilweise waren die Patienten so gut informiert, dass sie die Schwestern und Pfleger, aber auch Mitpatienten, völlig verunsichern konnten. Besonders gefährlich war die Situation dann, wenn Patienten nur ein Halbwissen über die medizinischen Zusammenhänge hatten.

So prägte ein 21-jähriger Patient, selbst voller Unsicherheit und getrieben von der eigenen Todesangst, den Begriff „Kreatinintod". Es gäbe kein schlimmeres Sterben, als den „Kreatinintod". Immer wieder mussten sich andere Patienten und das Personal seine drastischen Schilderungen anhören, wodurch sie stark irritiert waren. Das Personal konnte dem wenig entgegen setzen. Erfahrene Patienten, die wussten, was alles passieren konnte und sich dem ausgeliefert fühlten, äußerten ihr Misstrauen vor allem jungen, gerade examinierten Schwestern und Pflegern gegenüber. Indem sie diese sehr kritisch beäugten oder nicht akzeptierten, rangen sie um ein Stück Einflussnahme auf sie beängstigende Umstände. Das ging so weit, dass ein Patient sogar das Blutdruckmessen mit den Worten verweigerte: „Können Sie das überhaupt? Das weiß ich nicht, ob ich das von Ihnen machen lasse!"

Im Umgang mit ihrer Krankheit zeigten sich bei den Patienten große Unterschiede. Einerseits versuchten sehr disziplinierte Patienten, sich an alle Vorschriften, vor allem hinsichtlich des Essens und Trinkens zu halten. Auf der anderen Seite gab es genauso viele Patienten, die solche Ratschläge weitgehend in den Wind schlugen. Dazu ist allerdings zu sagen, dass eine fundierte Ernährungsberatung nicht stattfand, darüber gab es in den Anfangsjahren noch viel zu wenige Erkenntnisse. Den Patienten wurden hauptsächlich Verbote vorgesetzt. Im Prinzip beschränkte sich die Ernährungsberatung auf eine maschinengeschriebene Liste mit Mengenangaben von zum Beispiel Kalium in Petersilie und Phosphat im Spinat.

Bei den ausschließlich noch sehr jungen Patienten brach immer wieder der Lebenshunger durch. In dem Bewusstsein, nur noch eine kurze Lebenszeit vor sich zu haben, vergaßen sie alle Regeln; so wurde beim gemeinsamen „Patientenkegeln" häufig hochprozentiger Schnaps getrunken, der deshalb so beliebt war, weil er weder Phosphat noch Kalium enthielt, aber Vergessen brachte!

Waren die Laborwerte nicht in Ordnung, mussten sich die Patienten vom Pflegepersonal und von den Ärzten wahre Tiraden anhören. Schuld an schlechten Werten war grundsätzlich immer der Patient! Wie Schulkinder wurden die erwachsenen Patienten abgekanzelt, oft sicherlich regelrecht demütigend. Im Einzelfall konnte die Kritik sogar in der Drohung gipfeln, sie aus dem chronischen Programm zu nehmen, wenn sie sich nicht an die Ernährungsvorschriften hielten.

Vor lauter Verboten wussten die Patienten im Prinzip nicht mehr, was sie überhaupt essen durften mit der Folge, dass sie sich oft sehr schlecht ernährten. Dialysepatienten der frühen Jahre waren fast alle mangelernährt.

Fleisch und Wurst waren wegen des hohen Phosphatgehalts generell verboten, es gab Ersatznahrungsmittel. Die Patienten bekamen am Morgen zunächst ein Frühstück. In den ersten Jahren, als die Dialyse noch über zehn Stunden ging, erhielten sie auch ein richtiges Mittagessen, das allerdings später gestrichen wurde, da eine üppige Mahlzeit häufig zu Blutdruckabfällen, Übelkeit und Erbrechen führte.

Oft lehnten sie das Abendessen ab, weil es ihnen viel zu schlecht ging und überließen das Essen dem Pflegepersonal, das den Fleischersatz aber nach kurzer Zeit nicht mehr anrührte, so furchtbar schmeckte er.

Die Diät, die den Patienten verordnet wurde, war bei der schweren Erkrankung absolut kontraproduktiv. Ihnen wurde nur gesagt, was sie nicht essen durften, aber nicht, was sie essen sollten. Vor allem wurden sie nie dazu angehalten, sich gut zu ernähren, um bei Kräften zu bleiben. Diese Betrachtungsweise gab es zu dieser Zeit noch nicht, sie kam erst viele Jahre später.

Heute wirkt es in diesem Zusammenhang geradezu grotesk, dass die Patienten in den Anfangsjahren während der Dialyse rauchen durften, auch Ärzte traten durchaus mal mit brennender Zigarette an das Krankenbett.

Der Alltag auf der Dialysestation

Die Patienten kamen am Morgen um acht Uhr auf die Dialysestation.

Die Dialysezeit betrug in den Anfangsjahren zehn Stunden. Eine Nachtschicht gab es in den ersten Jahren nicht. Der Zustand der Patienten war zu schlecht, um das Risiko einer Dialyse in der Nacht einzugehen, wo der „Notfallapparat" der Klinik nicht in vollem Umfang zur Verfügung stand. Allerdings setzte sich Dr. Streicher schon sehr früh für eine Nachtdialyse im Katharinenhospital ein. Bereits 1972 wurde sie durchgeführt.

Fast alle Ärzte der inneren Klinik kamen morgens zunächst auf die Dialysestation, um die Fisteln zu punktieren. Viele dieser Ärzte hatten kaum oder gar keine Erfahrung mit der Punktion einer Fistel, waren auch zuvor nicht geschult worden. Erschwerend kam hinzu, dass die Gefäßzugänge oft nicht sehr gut waren und auch die Kanülen bei weitem nicht die heutige Qualität hatten. Die Folge waren häufige Misserfolge bei der Punktion. Meistens bekamen die Ärzte davon gar nichts mit, weil sie die Station unmittelbar nach der Punktion wieder verließen, das Anschließen des Patienten war Aufgabe der Schwestern und Pfleger. Häufig mussten sie dabei feststellen, dass kein Blut floss. Weil die Ärzte aber inzwischen in ihrer morgendlichen Besprechung waren, mussten die Patienten warten, bis ein Arzt kam, um neu zu punktieren. Für das Pflegepersonal war diese Situation schwierig, zum Teil unerträglich und die gegenüber den Ärzten viel zu schüchternen Patienten wehrten sich auch nicht.

Etwa ab 1972 durften von Prof. Streicher ausgewählte und autorisierte Pfleger und Schwestern punktieren, außerdem kamen nur noch „ausgewählte" Ärzte auf die Station zur Punktion der schwierigsten Fälle. Lediglich ein Arzt war permanent für die Dialyse abgestellt.

Die Punktion war der sensibelste Bereich im Verhältnis zwischen Patienten, Pflegepersonal und Ärzten. Das Punktieren entscheidet über das Wohl und Wehe eines Patienten bei der Dialyse, weshalb er immer eine gehörige Portion Skepsis gegenüber denen entwickelte, die diesen Eingriff vornehmen sollten. Patienten weigerten sich manchmal sogar, sich von bestimmten Schwestern oder Pflegern punktieren zu lassen. Vor allem junges, unerfahrenes Pflegepersonal wurde oft pauschal abgelehnt.

Bei den Ärzten trauten sich die Patienten dagegen nicht, die Punktion zu verweigern – die Ärzte der damaligen Zeit hätten das kaum akzeptiert.

Oft sah man den Patienten ihre Angst an: „Wer punktiert mich heute?" Bei bestimmten Ärzten hätten sich die Patienten am liebsten unter der Bettdecke verkrochen.

Die Nadeln hatten in den Anfangsjahren noch einen Durchmesser von zwei Millimetern, später verringerte er sich auf 1,8 und 1,6 Millimeter. Die Qualität der Schliffe ist mit heutigen Maßstäben nicht zu vergleichen. Erschwerend kam hinzu, dass es wesentlich mehr Patienten mit einer schlechten Fistel gab als heute. In den ersten Jahren starben immer wieder Patienten, weil sie keinen funktionierenden Gefäßzugang hatten und heutige Möglichkeiten wie Shaldonkatheter, Demerskatheter etc. noch nicht zur Verfügung standen.

Vor den ersten Fistelpunktionen wurde eine kleine, lokale Anästhesie gesetzt, um den Schmerz für den Patienten zu lindern. Dieser Effekt dürfte allerdings durch den von der Anästhesie verursachten Schmerz wieder aufgehoben worden sein. Wirkliche Erleichterung brachte den Patienten der sich rasch verbessernde Schliff der Punktionsnadeln.

Neben der Unzulänglichkeit von Personal und Technik brachte die Punktion aber noch andere Probleme mit sich. Akut eingelieferte Patienten, die noch keine Cimino-Fistel hatten, oder Patienten mit Fistelproblemen, erhielten einen Scribner-Shunt. Der Gefäßzugang erfolgte über Unterschenkel oder Arm. Vene und Arterie wurden freipräpariert. Ein Vessel-Tip mit angeschossenem Silikonschlauch wurde in Arterie und Vene eingeführt, durch die Haut nach außen geleitet und mit einem Zwischenstück verbunden. Diese Scribner-Shunts waren sehr schnell verstopft und führten oft zu Infektionen; trotzdem sahen manche Patienten darin die Chance, den mit der Punktion verbundenen Schmerzen zu entgehen. Viele Patienten mussten wirklich Qualen erleiden, bevor die Dialyse lief!

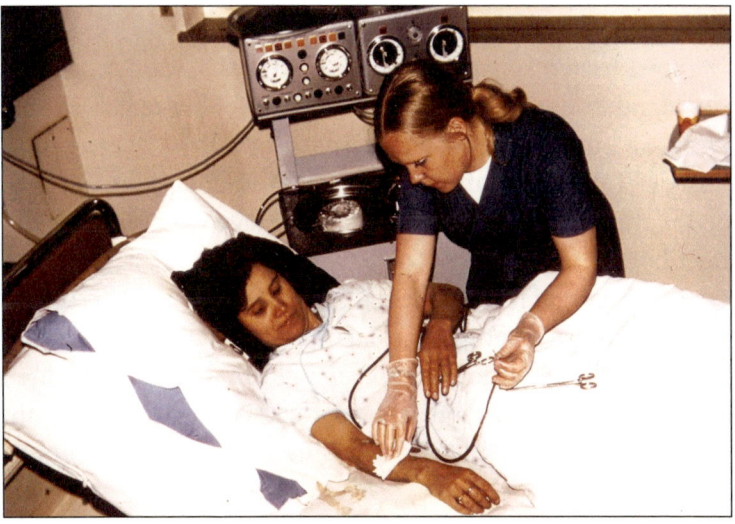

Die Technik war in den frühen Jahren noch recht einfach, die wichtigsten Vorgänge liefen im Prinzip „sichtbar" ab. Die meist jungen Patienten wussten deshalb auch in der Regel gut über die Vorgänge Bescheid. Häufig haben sie das Pflegepersonal angeleitet. Den Patienten war natürlich auch die Gefahr durch Embolien und Infektionen bewusst.

In den Anfangsjahren wurde nur mit Luft abgeschlossen, das heißt, die Kanüle wurde gezogen und am Infusionsständer der Maschine aufgehängt. Da die Patienten extrem blutarm waren, wollte man jeden Tropfen Blut zurückgeben und hat deshalb bis wenige Millimeter vor der Nadel mit Luft „nachgespült". Diese Vorgehensweise barg natürlich noch andere Gefahrenquellen. Einmal kam es vor, dass die Kanüle von der Aufhängung rutschte und in den Spulentopf fiel. Das System saugte Dialysat an, das in den Blutkreislauf gelangte und beim Patienten eine schwere Sepsis auslöste.

Deshalb passten die Patienten vor allem beim Abschließen sehr genau auf, dass keine Luftbläschen vorhanden waren. Manche hatten sogar während der Dialyse eine Klemme in der Hand, sodass sie selbst den Schlauch abklemmen konnten, wenn sie Luftbläschen sahen.

In der Tat waren Luftembolien in den Anfangsjahren der Dialyse gefürchtete Zwischenfälle, da die ersten Geräte noch nicht über Luftfallen verfügten. Später war dieses Luftüberwachungssystem so störanfällig, dass es oft ausgeschaltet bzw. überbrückt wurde, um den ständigen Fehlalarm zu verhindern.

Kochsalzlösung zum Nachspülen sollte in den Anfangsjahren nur möglichst wenig eingesetzt werden, weil um jedes Gramm Wasserentfernung des Patienten durch die Dialyse gerungen wurde.

Begann ein Patient während der Dialyse zu husten, obwohl er keine Erkältung hatte, war dies für das überwachende Personal immer ein Warnsignal, deutete es doch eventuell auf eine Luftembolie hin. Es konnte sich aber auch um eine allergische Reaktion auf das Material handeln.

Aufgrund fehlender Sicherheitsstandards in den ersten Jahren waren auch noch andere, gefährliche Zwischenfälle möglich, die zu Luftembolien führen konnten. So wurden Bluttransfusionen mit Überdruck vorgenommen. Wurde dabei das arterielle und venöse System verwechselt, wie es zumindest in einem Fall vorgekommen ist, wurde massiv Luft eingeblasen. Der Patient erlitt eine schwere Luftembolie, er wurde aber sofort auf die linke Seite gelegt, in Kopftieflage gebracht und konnte gerettet werden.

Eine der großen Gefahren war, dass durch zu wenig Heparinzugabe das Blut im venösen Teil oder in der Spule gerinnen konnte.

Auch große Blutlecks in der Membran kamen häufiger vor, das Wasser in der Trommel färbte sich dann schnell rot und begann zu schäumen. Die Dialyse musste in einem solchen Fall sofort unterbrochen und die Membran ausgetauscht werden. Allerdings stand der Topf hinter der Maschine und die Ruptur wurde nicht immer sofort erkannt, was für den Patienten lebensbedrohlich sein konnte.

In diesem Bereich entstanden dann auch die ersten „Standard-Checks": Regelmäßig musste das Personal den Spulentopf daraufhin inspizieren, ob eine Ruptur der Membran vorlag. Derartige Zwischenfälle traten so häufig auf, dass Anfänger auf der Station als Erstes lernten, welche Handgriffe nötig waren, um eine Spule „im laufenden Betrieb" auszuwechseln.

Für die Patienten mit ihrem ohnehin schlechten Hämoglobin-Wert war am wichtigsten, dass solche Zwischenfälle einen Blutverlust von einigen hundert Millilitern bedeuteten. Kanülen und Blutschläuche waren ebenso wie die Anschlüsse zu den Spulen nur gesteckt mit dem Risiko, dass sich eine Verbindung löste. Hier bestand also die große Gefahr von Blutverlust bis hin zum Verbluten.

Auch Rupturen an Schlauchsystemen oder herausgerutschte Nadeln führten zu einem manchmal lebensbedrohenden Blutverlust des Patienten. In den ersten Jahren mussten deshalb häufig Bluttransfusionen gegeben werden.

Ebenfalls aufgrund fehlender Sicherheitsstandards war es möglich und ist auch vorgekommen, dass die Wasserschläuche vertauscht wurden und durch den Dialysator Hartwasser statt Weichwasser mit Konzentrat lief. Die Folge war das so genannte Hartwassersyndrom, bei dem Calcium ins Blut diffundierte. Die entstandene Hypercalciämie äußerte sich in Übelkeit, Erbrechen, Kopfschmerzen, Bradycardie (zu langsame Herzfrequenz) und Bluthochdruck.

Zum Weichwassersyndrom mit Hämolyse konnte es kommen, wenn ohne Konzentrat, nur mit Weichwasser, dialysiert wurde, weil versäumt worden war, die Anzeige der Leitfähigkeit zu überprüfen.

In den Anfangsjahren waren die Schlauchsysteme permanente Schwachstellen. Es gab nichts Genormtes, alles wurde zurechtgeschnitten und zusammengesteckt.

Andere Komplikationen waren Blutdruckabfall, Muskelkrämpfe, Fieberschübe, Erbrechen.

Da die Patienten in den Anfangsjahren neben dem Frühstück ein komplettes Mittagessen und auch noch Nachmittagskaffee bekamen, musste eine recht große Gewichtsabnahme erreicht werden. Ein niedriger Blutdruck und ein voller Bauch führten oft zum Erbrechen. Die Arbeit des Pflegepersonals bestand spätestens am Nachmittag häufig aus dem Entsorgen des Erbrochenen.

Krämpfe und Blutdruckabfälle waren vor allem durch eine zu schnelle Gewichtsabnahme bedingt. Zur Stabilisierung des Blutdrucks erhielten die Patienten dann umgehend physiologische (0,9 %ige) Kochsalzlösung. Um die Wadenkrämpfe zu behandeln, wurde 5,85 %ige Kochsalzlösung in kleinen Mengen gespritzt. Durch die Gabe von hochprozentigem Kochsalz bekamen die Patienten noch mehr Durst. Bei kardial vorgeschädigten Patienten konnte es zu so schwerwiegenden Komplikationen kommen, dass Reanimationsmaßnahmen nötig wurden.

Ein Fortschritt war die Einführung einer eigenen Schicht für Patienten mit niedrigem Blutdruck, die ein Dialysat mit höherem Natriumanteil bekamen: Ein erster Schritt zur Individualisierung der Dialyse.

In den frühen Jahren gab es beinahe keinen Dialysetag ohne Zwischenfall. Für das Personal bedeuteten diese häufig auftretenden kritischen Situationen eine erhebliche Belastung, vor allem für junge und noch unerfahrene Pflegekräfte. Ein Beispiel für eine solche extreme Situation aus den siebziger Jahren soll hier geschildert werden: Innerhalb von wenigen Minuten verstopften alle Platten der Dialysatoren für die Hämofiltration, der Venendruck der Patienten stieg, die Geräte schalteten ab. Die einzige Möglichkeit, die Behandlung der Patienten fortzusetzen, bestand darin, alle Dialysatoren so schnell wie möglich auszuwechseln. Für das unerfahrene Pflegepersonal eine schwierige Aufgabe, bei der die Nerven blank lagen. Als Grund für die Störung stellte sich später heraus, dass in allen Geräten kein Heparin vorhanden war – eindeutig menschliches Versagen.

Das an seine Grenzen stoßende Personal ging auf der Station mit den täglichen Zwischenfällen oft reichlich zynisch um. Man wollte den Anschein von Normalität aufrecht erhalten und sich so vor Überforderung schützen. Als bei einer Patientin im so genannten „Hep-Raum" die Verbindung zwischen Dialysatorspule und Schlauchsystem abriss, spitzte das Blut bis an die Decke und ging dann wie ein feiner Sprühregen auf die Schwester nieder. In diesem Moment ging Prof. Streicher an der Tür vorbei, schaute hinein und sagte lapidar: „Petra, Sie sehen ja aus wie ein Perlhuhn!" Das Problem war eigentlich leicht in den Griff zu bekommen, der Schock für die junge, gerade neu in die Abteilung gekommene Schwester war aber ebenso groß wie für die Patientin.

Ein großes Problem auf der Station war Hepatitis. Erst jetzt konnte das „Australia-Antigen" bestimmt werden. Wegen des hohen Risikos, an einer Hepatitis zu erkranken, erhielten wir zusätzliche Urlaubstage und „Infektionszulage" aus der Krankenhausküche in Form von Butter und Obst. Trotz allem, einer von uns lag immer auf der Infektionsstation. Die Schuld wiesen die Ärzte dabei oft den Infizierten selbst zu. Man warf ihnen vor, nicht sauber genug gearbeitet zu haben. Nach einer Hepatitisinfektion fiel der betroffene Mitarbeiter für rund drei Monate aus, eine nicht unerhebliche Belastung für die chronisch unterbesetzte Abteilung. Es gab noch keine Hepatitis-Impfung.

In der Anfangszeit waren viele Zusammenhänge noch nicht ausreichend geklärt. So erhielten die Patienten während der Dialyse Heparin zur Verhinderung der Blutgerinnung im System. Am Ende der Dialyse wurde ihnen häufig Protamin gespritzt, um diese Wirkung aufzuheben. Als aber nach der Dialyse bei vielen Patienten Blutungen auftraten, stellte man bei der Ursachenforschung fest, dass Protamin kürzer wirkt als Heparin, das somit nicht ausreichend abgebaut war. Ließ der Protamineffekt nach, begann das Heparin erneut die Blutgerinnung zu verhindern mit der Folge, dass die Punktionsstellen nachbluteten.

Bei vielen Patienten traten während der Dialyse Hochdruckkrisen mit Blutdruckwerten von mehr als 260 mm Hg auf. Bei diesen Patienten galt als wirksamste Therapie eine Entfernung der Nieren, häufig mit dem Resultat, dass der Blutdruck stark abfiel und kaum noch gemessen werden konnte. Außerdem war die Blutbildung vollständig gestört, Hb-Werte von 5 bis 8 waren an der Tagesordnung. Erythropoetin (Epo) konnte noch nicht synthetisch hergestellt werden, deshalb wurde mit Blut substituiert, was wiederum die Gefahr einer Hepatitis erhöhte.

Aus heutiger Sicht ist erstaunlich, wie viele Patienten bereit waren, sich auf Tests und Versuche einzulassen. Damals wurde fast täglich Neues ausprobiert, vor allem für die Weiterentwicklung der Dialysatoren. Dialysatoren aus französischer Produktion kamen zum Einsatz. Die Bedienungsanleitung in französischer Sprache konnte allerdings niemand lesen, sodass sie falsch vorbereitet wurden. Als die Patienten angeschlossen waren, zeigte sich, dass alle Dialysatoren dieser Serie undicht waren. Erst jetzt wurde die Bedienungsanleitung übersetzt und es stellte sich heraus, dass dieser Dialysator vor Inbetriebnahme gespült werden musste und ein Drucktest vorgeschrieben war.

Auch in anderen Bereichen wurde experimentiert. So erhielten die Patienten Testosteron in der Hoffnung, damit die Blutbildung zu verbessern. Die Folge konnte ein ausgeprägter und sehr schmerzhafter Priapismus (Dauererektion des Penis) sein.

Aber Sexualität war ein Tabuthema. Stillschweigend ging man von einer Impotenz der Patienten aus. Es bestand zu dieser Zeit keine Therapiemöglichkeit. Sexualität wird erst, seitdem Viagra zur Verfügung steht, zunehmend thematisiert. Allerdings wurden vor allem jüngere Krankenschwestern von den männlichen Patienten gerne mit anzüglichen Bemerkungen und Witzen konfrontiert – eine klassische Kompensation.

Sehr schwierig ist seit jeher der Umgang mit dem Tod. Starb ein Patient, empfanden dies vor allem die Ärzte als persönliche Niederlage. Als zum Beispiel eine sehr junge Patientin aufgrund von Problemen mit ihrer Fistel nicht mehr dialysiert werden konnte – eine damals recht häufig auftretende und oft tödlich endende Komplikation – ordnete ein Arzt an, die Patientin an die Maschine anzuschließen, ohne eine richtige Dialyse durchzuführen. Die Patientin, die noch bei vollem Bewusstsein war, sollte nicht merken, dass sie nicht mehr weiter behandelt werden konnte. Der Pfleger weigerte sich, diese Anweisung auszuführen. Es gab keine Erfahrung im Umgang mit solchen Themen, darüber wurde nicht offen gesprochen. Der Tod wurde verdrängt. Erschien ein Patient morgens nicht zur Dialyse, wurde mit den Anderen nicht darüber gesprochen. Wir haben ihnen nicht gesagt: „Der Patient ist gestorben", stattdessen haben wir fadenscheinige Ausreden gesucht. Das Pflegepersonal scheute sich davor, wollte auch die Hoffnung auf Weiterleben nicht zerstören.

Die Kommunikation der Patienten miteinander war nicht sehr ausgeprägt, sie unterhielten sich am Anfang der Dialyse, im Laufe des Tages wurden die Gespräche immer weniger und gegen Ende des Tages kämpften die meisten mit Blutdruckabfall, Wadenkrämpfen und Erbrechen.

Eine rege Kommunikation über die vielen Stunden wurde auch dadurch erschwert, dass die Weltanschauungen der Patienten zu unterschiedlich waren.

Das Dialysezimmer war kein konfliktfreier Raum – im Gegenteil. Menschen lagen über viele Stunden zwangsweise zusammen, da ergaben sich auch Streitereien. Am harmlosesten war noch die auch heute stets aktuelle Frage, ob die Fenster geöffnet oder geschlossen sein sollen. Auch das kleine Radio bot häufiger Anlass zu Auseinandersetzungen: Soll es eingeschaltet werden und wenn ja, welches Programm? Die Jungen wollten eher SDR 3 hören, die Älteren SDR 1.

Auch bei weltanschaulichen oder politischen Äußerungen kam es manchmal zu schwerwiegenden Auseinandersetzungen.

Seit Anfang der siebziger Jahre rückte die Heimdialyse immer mehr in das Blickfeld der Überlegungen. Es bot sich damit die Möglichkeit, die Klinikplätze für diejenigen Patienten freizuhalten, die für eine Heimdialyse nicht in Frage kamen. Natürlich stellte dieses Verfahren erhebliche Ansprüche an den Patienten und dessen Angehörige. Über 60 Patienten wurden nach und nach an die Heimdialyse herangeführt. Stuttgart war in diesem Bereich ein vorbildliches Dialysezentrum. Entscheidend dazu beigetragen haben die Beratungen der Patienten in der nephrologischen Ambulanz. Hierhin kamen die Patienten oft schon lange, bevor sie dialysepflichtig wurden und so fiel die Entscheidung leicht, wenn die Dialysepflicht eintrat, welchem Patienten die Heimdialyse vorgeschlagen werden sollte. Auch von Prof. Streicher wurde die Heimdialyse gefördert, weil es eine Möglichkeit war, mehr Patienten zu behandeln. Dabei schreckte er auch nicht davor zurück, den Patienten die Alternativen drastisch vor Augen zu führen. So soll er mehrfach zu Patienten gesagt haben: „Ich kann ihnen zwei Alternativen bieten: die Heimdialyse oder den Tod!"

Dialyse und Pflegepersonal

Als Kolff das erste Mal seine Trommelniere in den Vereinigten Staaten von Amerika einsetzte, stand das Pflegepersonal dieser neuen Behandlungsform sehr distanziert gegenüber.

Über den Aufgabenbereich des Pflegepersonals gibt es aus dieser Zeit nur wenig zu berichten. Das Tätigkeitsfeld war sehr begrenzt. Es umfasste vorwiegend Blutdruckkontrollen im Abstand von zwei bis drei Minuten während der bis zu acht Stunden dauernden Behandlung. Dazu kamen normale pflegerische Maßnahmen, wenn das Bewusstsein der Patienten durch die Entgiftung während der Behandlung langsam wiederkehrte. Im Original der Betriebsanleitung der Moeller-Niere steht unter „Personal": „Eine Pflegeperson für den Patienten soll während der Dialyse zugegen sein, damit den Ärzten die Betreuung des zumeist tief komatösen Patienten abgenommen ist."

Die Nebenrolle, die das Personal zu dieser Zeit bei der Dialysebehandlung spielte, ist auch damit zu erklären, dass Dialysen nur sporadisch bei akutem Nierenversagen durchgeführt wurden.

Die Pflegekräfte, die in den sechziger Jahren auf die Dialysestation wechselten, waren oft Menschen, die eine Möglichkeit suchten, nicht im normalen Klinikalltag zu „versinken". Um hier zu arbeiten, musste man aber auch die Bereitschaft mitbringen, sich dem „Abenteuer Dialyse" zu stellen. Für unsere Kolleginnen und Kollegen anderer Abteilungen machten wir sicherlich eine außergewöhnliche Arbeit, die nicht dem hehren Idealbild einer Krankenschwester der damaligen Zeit entsprach.

Ein Berufsbild für unsere Tätigkeit gab es ebenso wenig wie ein Einarbeitungskonzept, im Prinzip wurden wir im Alltag durch praktisches Tun eingearbeitet. Vieles lernten die Pflegekräfte von den Patientinnen und Patienten.

Die Pflegekräfte hatten umfangreiche Überwachungsfunktionen, die heute von den Maschinen übernommen werden, wie zum Beispiel:

Die Regelung der Infusionsgeschwindigkeit des Heparin-Kochsalzgemisches mittels manueller Pumpenregulierung.

Die optische Überwachung der Blutschläuche, vor allem der venösen Kammer auf Luft.

Die optische Kontrolle des Dialysats auf Blut.

Das Errechnen des Transmembrandrucks, um einzuschätzen, ob der Venendruck des Patienten ausreicht für die angestrebte Gewichtsabnahme.

Ein engmaschiges Ablesen der Gewichtsabnahme auf der Skala der Bettenwaage um festzustellen, ob die Gewichtsabnahme pro Stunde nicht unter- oder überschritten wurde.

Die Mischung von Dialysat und Weichwasser in einem 1000-Liter-Tank, an den die Ringleitung mit den Anschlüssen zu den Maschinen angeschlossen war.

Natürlich waren auch die Fehlerquellen entsprechend zahlreich, denn es standen nur wenige exakte Messmethoden zur Verfügung. Häufig musste man sich auf eigene Erfahrungen und das Wissen der Patienten verlassen. Selbstverständlich wurden Dokumentationen und Berichte verfasst, im Vergleich zu heute aber in wesentlich geringerem Umfang und deutlich ungenauer.

Die Dialyse war in den Anfangsjahren noch so unbekannt, dass Pflegerinnen und Pfleger von Kollegen anderer Abteilungen oft gefragt wurden: „Was macht Ihr eigentlich den ganzen Tag?"

Es war eine Außenseiterposition in der Klinik, das Ansehen des auf der Dialyse arbeitenden Pflegepersonals war eher gering. Im Haus gab es ein geflügeltes Wort: „Auf die Dialyse gehen nur diejenigen, die entweder eine Hepatitis bekommen oder schwanger werden wollen". Die Anspielung auf die Schwangerschaft kam von den gerade für viele junge Frauen attraktiven Arbeitszeiten.

Trotz der mangelnden Anerkennung durch die Kollegen im Haus hatte die Arbeit auf der Dialysestation für das Personal auch Vorteile. Im Prinzip war die Arbeit mit der Dialysetechnik und den Patienten Tag für Tag eine andere. Es gab kaum Standards, an die man sich halten musste. Der Arbeitsablauf ließ viel Freiheit, damit verbunden war aber auch eine große Verantwortung.

Zwischen Pflegepersonal und Patienten entstanden sehr vertraute Beziehungen, schließlich trafen die Pflegekräfte „ihre" Patienten zwei Mal pro Woche und das über mehrere Jahre.

Hinzu kam der besondere Umgang mit der Technik. Die Arbeit hatte vor allem in den frühen Jahren einen stark handwerklichen Charakter, niemand ging ohne Schraubenzieher in den Behandlungsraum. Alle Maschinen und Geräte, die in dieser Zeit zum Einsatz kamen, waren im Prinzip noch in der Entwicklung und kaum über das Erprobungsstadium hinaus. Immer wieder beriet Prof. Streicher mit seinem Mitarbeiter, Herrn Rissmann, Verbesserungen und setzte sie meistens auch sofort in die Tat um. Ersatzteile gab es kaum was bedeutete, dass bei Störungen das Werkzeug zur Hand genommen wurde, um den Fehler zu beseitigen. Die Schlauchsysteme schnitt das Pflegepersonal selbst zu. Das Material war auf Rollen als Meterware auf Lager.

Punktionskanülen gab es nur in geringer Auswahl. Oft mussten aus allgemein gebräuchlichen Strauss-Kanülen oder

Braunülen die passenden Anschlüsse gebastelt werden, indem man zugeschnittene, sterilisierte Schlauchstücke auf diese Kanülen aufsteckte. Eine sterile Schale mit Schlauchstücken unterschiedlicher Durchmesser stand in jedem Dialyseraum.

Ausprobieren und improvisieren gehörte zur täglichen Arbeit. Fast täglich wurden Vorgehensweisen und Arbeitsabläufe geändert.

Die Dialysen waren geprägt durch zahlreiche Zwischenfälle aufgrund von Materialfehlern wie z. B. Blutlecks an Dialysatoren, Rupturen an Blutschläuchen. Häufige Probleme waren auch Erbrechen und Blutdruckabfälle aufgrund zu schneller Gewichtsabnahme.

Die Pflegekräfte waren in dieser Zeit vorwiegend beschäftigt mit dem „managen" des technischen Ablaufs der Dialyse sowie mit der medizinischen Überwachung der Patienten.

Prof. Dr. Erich Streicher:
Leidenschaftlicher Arzt und genialer Tüftler

Prof. Dr. Streicher gehörte ohne Zweifel zu den Pionieren der Nephrologie in Deutschland. Vor allem die Entwicklung und Verbreitung der Dialyse als Nierenersatztherapie bei chronischen Niereninsuffizienzen ist von Prof. Streicher maßgeblich vorangebracht worden.

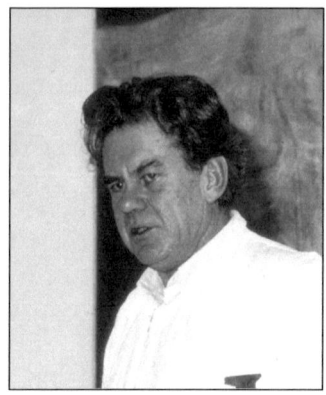

Prof. Dr. E. Streicher

Geboren am 28. Juni 1931, studierte er in München Medizin.

Am 15. 10. 1960 trat er seinen Dienst als Assistenzarzt bei Prof. Spang in der Medizinischen Klinik des Katharinenhospitals in Stuttgart an.

Im Juli 1960 führte Dr. Streicher mit einer künstlichen Niere die erste Hämodialyse bei akutem Nierenversagen durch. Damit setzte eine Entwicklung ein, zu deren Motor die Medizinische Klinik des Katharinenhospitals in Stuttgart – vor allem in Person von Dr. Streicher – wurde.

Dr. Streicher wollte ursprünglich im Maschinenbau tätig werden und fand mit der Dialyse die Möglichkeit, sein profundes theoretisches Wissen mit seinen praktischen Fähigkeiten zu verbinden. So gelang es ihm, selbst Dialyse-Maschinen zu bauen, die aufgrund ihrer Einfachheit und Robustheit auch für den Dauereinsatz geeignet waren und unter dem Namen „Stuttgart-Niere" weit über die Region hinaus bekannt wurden.

Dr. Streicher scheute sich nicht, selbst loszugehen und in Fachgeschäften nach passenden Teilen für seine Maschinen zu suchen. So verwendete er für die Wasseranschlüsse das Gardena-Kupplungssystem aus dem Gartenbau, die Wasserpumpe für den Spulentopf war eine Eheim-Pumpe aus dem Aquariumsbedarf.

1962 waren schon 81 Dialysen vorgenommen worden, allerdings ausschließlich als Therapie bei akutem Nierenversagen. Doch Dr. Streicher wollte mehr und wurde auch jetzt wieder zum Pionier: 1965 begann unter seiner Leitung der erste Versuch einer Dauerdialysebehandlung, durchgeführt an den Geräten, die auch für die Akutdialysen benutzt wurden.

Auch im Bereich der Peritonealdialyse entwickelte Dr. Streicher neue Apparaturen und Verfahren, der „Peritokomb nach Streicher", ein halbautomatisches Gerät für die Peritonealdialyse, fand über Stuttgart hinaus große Verbreitung.

Nach positiven Erfahrungen mit der Dialyse chronisch kranker Patienten wurde 1968 eine erste Behandlungsstation mit drei Plätzen für die Dauerdialyse eingerichtet. Diese kleine Abteilung dehnte sich in kurzer Zeit aufgrund des nicht abreißenden Zustroms behandlungsbedürftiger Patienten unaufhaltsam auf die benachbarten Räumlichkeiten aus. So konnten 1968 bereits 246 Dialysen bei chronisch kranken Patienten durchgeführt werden. 1969 wurde dann eine neue Dauerdialysestation mit 15 Dialyseplätzen eingerichtet und die Zahl der Dialysen bei Dauerpatienten stieg auf 1302 Behandlungen. Gleichzeitig wurde 1969 die nephrologische Abteilung an der Medizinischen Klinik des Katharinenhospitals gegründet, die neben der Dialysestation noch die nephrologische und internistische Intensivpflegestation mit 31 Betten zu versorgen hatte. Zum Leiter dieser Abteilung wurde Dr. Streicher bestellt. Die Zahl der Dialysen bei chronisch kranken Patienten stieg sprunghaft an und lag 1971 schon bei 4109. Im gleichen Jahr wurde in einer Wohnung im Personalgebäude eine Trainingsstation eingerichtet und mit dem Heimdialysetraining begonnen.

Dr. Streichers Hauptinteresse galt in diesen Jahren vor allem der Weiterentwicklung der Dialysetechnik. Schnell erkannte er, dass man ein Hauptaugenmerk auf die Membranforschung lenken musste, einen Bereich, der für die meisten Mediziner eher „ein Buch mit sieben Siegeln" war. Streicher beschäftigte sich intensiv mit unterschiedlichen Membranmaterialien. Ein anderes Ziel war es, ein System zu entwickeln, das ständig frisches Dialysat zur Verfügung stellt, dabei den Dialysatzufluss und -abfluss exakt portioniert und an jedes konventionelle Dialysegerät angeschlossen werden kann. Streicher entwickelte einen Zusatzapparat für Drake-Willock-Dialysegeräte, der nach folgendem Prinzip arbeitete: Ein durch eine elastische Membran unterteilter Hohlkörper von einem Liter Füllvolumen wird auf der einen Kammerseite mit frischem Dialysat gefüllt, das auf der Gegenseite die identische Menge verbrauchtes Dialysat verdrängt. Die Steuerung der Füllungs- und Entleerungsphase erfolgt durch den „Drucksprung", der sich jeweils bei Endstellung der Membran einstellt. Die Dialysatversorgung des Dialysators erfolgt kontinuierlich, da zwischen Dosierkammer und Dialysator ein Rezirkulationsbehälter mit 1,5 Liter Füllvolumen sitzt. Der „Streicher'sche Zusatzapparat" war zwischen Dialysatzulauf und -ablauf eines Dialysegerätes geschaltet.

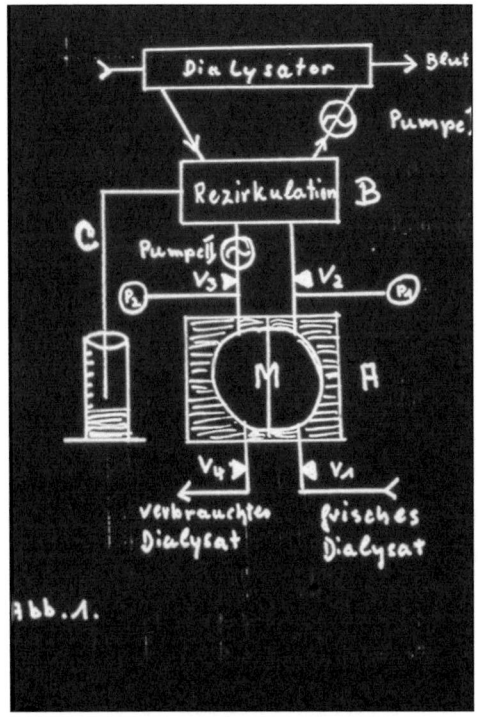

Handzeichnung von Prof. Streicher: Das Prinzip der
Volumensteuerung.

Die Volumensteuerung war geboren und wurde im Katharinenhospital wohl erstmals klinisch eingesetzt. Jetzt konnten Dialysegeräte entwickelt werden, wie sie praktisch heute noch im Einsatz sind. Mittels der Volumensteuerung kann die Ultrafiltration (Wasserentzug) während der Behandlung exakt gesteuert werden. Das verbessert die Kreislaufstabilität der Patienten während der Behandlung und damit deren Verträglichkeit.

Dr. Streicher war nie ein Fachmann, den nur Maschinen interessierten. In den Anfangsjahren der Dialyse musste er gemeinsam mit seinen Mitarbeitern unter heute unvorstellbaren Bedingungen oft Tag und Nacht um das Leben jedes einzelnen Patienten kämpfen. Er war kein Mann großer Worte, aber kleiner Gesten. Oft vertraute er in besonders schweren Situationen – wie viele andere große Mediziner auch – auf sein Gefühl und seinen Instinkt.

Gegenüber dem Pflegepersonal wahrte Dr. Streicher immer eine gewisse Distanz. Betrat er morgens die Klinik, mochte es einem Außenstehenden so vorkommen, als würde er niemanden kennen. Hatte man aber dann direkt mit ihm zu tun, merkte man schnell, dass er über jeden einzelnen seiner Mitarbeiterinnen und Mitarbeiter gut informiert war und auch über alle Vorgänge in seiner Abteilung bestens Bescheid wusste.

Trotz dieser äußeren Distanz war Dr. Streicher gegenüber dem Pflegepersonal sehr zuvorkommend und tolerant. Die typischen Chefarztallüren fehlten ihm völlig, Hierarchien spielten für ihn nur eine untergeordnete Rolle.

Stets lief Dr. Streicher mit offenem, wehendem Kittel über die Station, in der Kitteltasche die Kaffeedose. An jedem Waschbecken der Station stand ein Becher, den er sich bei Bedarf mit lauwarmem Wasser aus der Leitung und Nescafé füllte – sein ständiges Wachmachergetränk, meistens in Kombination mit einer Zigarette „genossen".

Für das Personal hatte er immer ein offenes Ohr; er war häufig auf der Dialysestation anwesend, obwohl er auch noch andere Patienten zu betreuen hatte. Er kümmerte sich auch um „kleinere" Dinge, etwa wenn eine Bestellung bei der Verwaltung „hängen geblieben" war. Man konnte sich darauf verlassen, dass er das Problem löste.

Ein besonders Geschick besaß er in der Auswahl und Ausbildung junger Ärzte. Er konnte seine Begeisterung für das Fachgebiet Nephrologie weitergeben und heute betreiben mehrere seiner ehemaligen Schüler rund um Stuttgart eine nephrologische Facharztpraxis mit Dialyseabteilung.

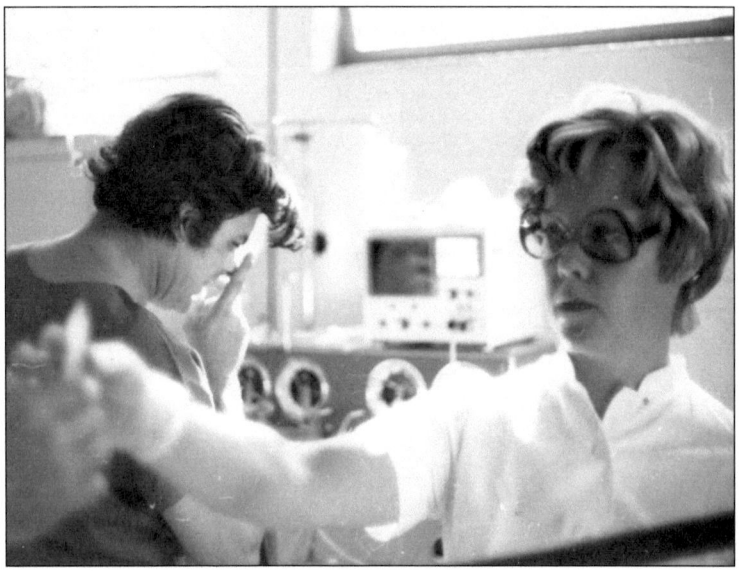

Prof. Dr. Streicher und Elisabeth Pfinder-Nohe (1974)

Neben den technischen Problemen in der Dialyse trieb ihn vor allem die Frage um, wie es gelingen könnte, ausreichend Dialyseplätze für die ständig wachsende Zahl der chronisch kranken Patienten bereitzustellen. Die medizinischen Kliniken mussten in einem ersten Schritt dazu gebracht werden, überhaupt eine Dialyseabteilung einzurichten. 1969 legte Streicher eine Broschüre mit dem Titel „*Hämodialyse. Grundlagen, Technik, Raum und Personalbedarf, Kostenrechnung*" vor, die in den Folgejahren immer wieder aktualisiert wurde. Streicher beschreibt hier die physikalischen und technischen Grundlagen der Dialyse, gibt Hinweise zur Hygiene und erläutert die

Gefäßanschlüsse. Ein eigenes Kapitel ist den Dialysezwischen-fällen gewidmet. Ziel der Broschüre war, wie es im Vorwort heißt, „*Pflegekräfte und Ärzte, die sich für die Dialysebehandlung interessieren, unkonventionell und aus praktischer Erfahrung in das Sachgebiet einzuführen.*"

```
                    Verbrauchsmaterial


  I. 1o Liter Konzentrat            DM  28,--
     2 Punktionskanülen                  4,4o
     1 Stylex Spritze 5o ml             1,5o
     Einmalspritzen und Kanülen         2,--
     2 Infusionsbestecke                2,--
       Konnektoren                      1,--
     2 Paar sterile Handschuhe          3,6o
     2 sterile Einmaltücher             1,9o
     2 Moltex-Unterlagen                o,94
     7,5 ml Liquemin                   13,5o
     2 x 1ooo ml NaCl o,9 %             8,8o
     1 x 1oo ml  NaCl 1molar            1,2o
                                    DM  68,84    DM  68,84

 II. sterile Envelops                  8,--
     arterielles und venöses System
     für Kiil (einschl.Ableitungen)    26,45    DM  34,45

 II. 3o sterile Kompressen             1,8o
     elastische Binde                  3,35
     Pflaster                          1,25
     5 Paar unsterile Handschuhe       3,65
     Antibiotika-Salbe und -Spray      2,--
     Desinfektionsmittel (Hände- und
     Gerätedesinfektion)               4,--     DM  16,05

 IV. Diverses (Regeneriersalz, Wasser-
     test etc.)                        5,--     DM   5,--
                                               DM 124,34

     + 11 % Mwst + 1o % Verschleiß

     Materialverbrauch je Dialyse =  DM 15o,4o
                                      ========
```

Berechnung Verbrauchsmaterial

Streicher verband ohne Zweifel mit dieser Veröffentlichung auch die Hoffnung, dass er Kolleginnen und Kollegen für die Dialyse begeistern könne. Deshalb erläuterte er in einem eigenen Kapitel auch die organisatorischen Fragen einer Di-alyseabteilung und stellte umfangreiche Berechnungen zum Raum- und Personalbedarf sowie zu den Kosten einer Dialyse-behandlung an. So heißt es dort zum Beispiel: „*Für eineinhalb*

*Dialysepatienten soll eine Pflegekraft, für fünf Patienten ein Arzt, für zehn Patienten ein Techniker, für 15 Patienten eine MTA und eine Schreibkraft vorgesehen werde*n."

```
                    Kostenrechnung für 5 Dialyseplätze


I.    Anteilige Bausumme 5 Betten à 65.000        325.000  DM
      Umbau                                        100.000   "


I.    Apparative Ausstattung
      pro Dialyseplatz ca. 40.000                  200.000   "

                             Investitionskosten    625.000  DM
                             ===============================

           Jährliche Kosten
      Abschreibung aus I (2%)       8.500
      Abschreibung aus II (12,5%)  25.000
      Verzinsung I + II
      (mittlerer Zinssatz 3%)      18.750
                                   52.250          52.250   DM

I.    Personalkosten
      (6 mal Kr V + Soz.Beiträge) je ca. 18.000    108.000  DM
V.    Betriebskosten und Instandhaltung
      (Strom, Wasser, Reinigung, Wäsche)            20.000  DM

                             Jährliche Kosten      180.250  DM
                             -------------------------------


      Bei 1000 Dialysen/Jahr
      anteilig je Dialyse            ca.              180   DM
      Verbrauchsmaterial je Dialyse ca.               150   DM

              Kosten der Einzeldialyse               330   DM
              ==============================
```

Für die Neueinrichtung von Dialyseabteilungen war die sehr genaue Wirtschaftlichkeitsberechnung in dieser Broschüre von großer Bedeutung.

Prof. Streicher hatte das große Ziel, niemanden, der aufgrund eines Nierenversagens eine Dauerdialyse benötigte, abweisen zu müssen. Schon früh war ihm klar, dass es eines differenzierten Angebots an Dialyseplätzen bedurfte, wenn dieses Ziel erreicht werden sollte. Der erste Schritt war die Etablierung der Heimdialyse für diejenigen Patienten, die sowohl physisch wie psychisch dazu in der Lage waren und deren familiäre und häusliche Bedingungen diese Behandlungsform zuließen.

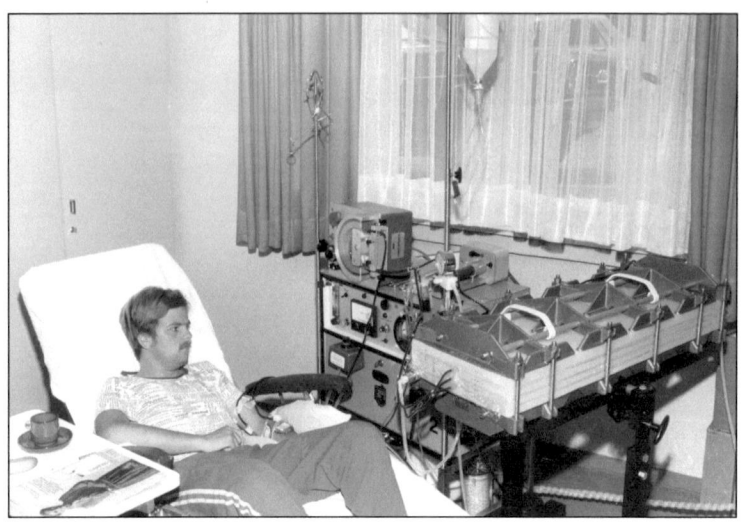

Heimdialysetraining mit Drake Willock und Meltec Kiil

Wichtig war ein Partner, der den Patienten bei der Heimdialyse unterstützte und betreute.

Der zweite Schritt war die Einrichtung von Dialysezentren außerhalb der Kliniken in den Praxen von niedergelassenen Nephrologen.

Für Patienten, die keinen Partner hatten, der sie bei der Heimdialyse unterstützten konnte oder deren häusliche Bedingungen eine Heimdialyse unmöglich machten, wurde 1978 ein Limited-Care-Zentrum in Stuttgart eingerichtet, in dem geschultes Pflegepersonal vorhanden, aber kein Arzt ständig zur Verfügung stand.

Um alle drei Bereiche hat sich Prof. Streicher in Stuttgart und Umgebung verdient gemacht.

Um möglichst viele Patientinnen und Patienten behandeln zu können, plädierte Streicher immer für eine kostengünstige Behandlung sowie eine effektive und nicht zu komplizierte Technik. Gleichzeitig wandte er sich in Verhandlungen mit den Krankenkassen gegen „Einfachbehandlungen, die der Situation der einzelnen Kranken nicht gerecht werden" und bezeichnete das Anlegen von rein betriebswirtschaftlichen Maßstäben als „Irrweg".

Immer stand der Patient im Mittelpunkt, dem er sich mit großer Einfühlsamkeit widmete. Das ist der Grund, warum er vielen auch heute, lange nach seinem Tod am 3. September 1994, noch so lebhaft in Erinnerung ist.

Einer seiner Schüler, Dr. Würz, charakterisiert seinen ehemaligen Chef so:

„Er war ein empathischer, mitfühlender, verantwortungsbewusster und dünkelloser Arzt, ein scharf beobachtender, kritisch denkender und diszipliniert handelnder Kliniker mit großem Fachwissen, aber auch dem nötigen Quantum an Intuition.

Er war ein kameradschaftlicher, redlicher, gerechter, auf Teamarbeit setzender, seinen Mitarbeitern vertrauender und sie in seiner Begeisterung für sein Fach mitreißender Vorgesetzter, ein genialer und unermüdlicher Tüftler und Erfinder, ein weitsichtiger und umsichtiger Planer mit wohldurchdachten Zielen.

Er war ein guter Rechner, ein geschickter, aber sauberer Politiker und ein zäher, zielstrebiger und taktisch kluger Verhandler.

Als Mensch lässt er sich darüber hinaus wie folgt beschreiben: Er legte auf sein äußeres Erscheinungsbild nur wenig Wert. Bezüglich der Arbeitszeiten hatte er einen leichten Hang zum Chaotischen. Auf Phasen von kräftezehrender Arbeitswut bei neuen Projekten folgten Phasen von leichter Schwermut. Bei näherer Bekanntschaft und gegenseitigem Vertrauen war er anlehnungsbedürftig und suchte auch nach Dienstschluss das private, freundschaftliche Gespräch.“

So viele Patienten – so wenige Möglichkeiten: Eine Entscheidung über Leben und Tod

1970 schlugen die Medien in Deutschland Alarm. „Sterben ist Ländersache" titelte der „Stern" und stellte fest: „Jedes Jahr sterben bei uns 1500 Menschen, weil ihre Nieren versagen. Wer Glück hat, wohnt in einem Bundesland, das über mehrere künstliche Nieren verfügt. Wer noch mehr Glück hat, erhält sogar einen Dauerplatz an der rettenden Maschine. Alle Übrigen müssen auf diesen Platz warten, bis ein anderer für sie stirbt."

Nur in 49 Kliniken in der Bundesrepublik Deutschland und in Westberlin wurde im Jahr 1970 Dialyse überhaupt praktiziert. In der DDR sah es nicht besser aus, lediglich 8 Krankenhäuser boten diese Nierenersatztherapie an. Insgesamt standen 290 Behandlungsplätze zur Verfügung, an denen 583 Patienten versorgt wurden. Damit waren die Zentren ausgelastet, ein neuer Patient konnte erst ins Programm aufgenommen werden, wenn ein Platz frei wurde. Stand ein Platz zur Verfügung, dann waren es immer mehrere Patienten, die ihn dringend benötigten.

Angesichts dieser Situation ist der sarkastische Kommentar im „Stern" durchaus verständlich: „Dem Bundesbürger, der jederzeit in die Lage eines solchen todgeweihten Nierenkranken kommen kann, bleibt das erhebende Bewusstsein, in einem Staat zu leben, der 1,5 Milliarden für Olympische Spiele ausgibt, aber nicht imstande ist, mit einer Behandlungsmethode, die sich seit 20 Jahren auf der ganzen Welt bewährt hat, im eigenen Land Menschenleben zu retten."
Man wusste seinerzeit, dass sich die Situation Jahr für Jahr

verschärfen würde, da jedes Jahr bei 1500 Menschen eine Niereninsuffizienz diagnostiziert wurde.

Die Auswahl, wer einen der wenigen Dauerdialyse-Plätze erhielt, richtete sich nach strengen Kriterien.

Um überhaupt auf die Warteliste gesetzt zu werden, durfte man nicht älter als 45 Jahre sein, keine Zweiterkrankung wie z. B. Diabetes mellitus haben und musste in einer stabilen psychischen und sozialen Situation leben.

Um eine möglichst gerechte Entscheidung fällen zu können, wurden in den USA damals Komitees gebildet, die sich aus Ärzten, Priestern, Rechtsanwälten und Hausfrauen zusammensetzten. Sie entschieden, welcher Patient den Dialyseplatz bekommen sollte. Es war eine Entscheidung über Leben oder Tod.

In deutschen Kliniken waren es die Chefärzte der Dialyseabteilungen, die diese schwere Entscheidung allein zu treffen hatten.

Noch einmal sei der „Stern" Nr.14 von 1970 zitiert:

„Das Dilemma, Hilfe zu wissen, aber sie nicht anbieten zu können, hat die rund 70 deutschen Dialysespezialisten mürbe gemacht. Heute gestehen sie verbittert, dass sie zu spät die Alarmglocke geläutet haben. (…) Die ersten Nierenzentren entstanden durch ein paar Idealisten, die ihren Klinikchef davon überzeugen konnten, dass sich mit den neuen Methoden Nierenkranke zwar nicht heilen, aber wie Zuckerkranke behandeln lassen. Auf Dachböden oder im Keller der Klinik, in abbruchreifen Schuppen, wurden die ersten Blutwäschen gemacht. Wer als Arzt auf einer Dialysestation arbeitet, muss sich vorerst mit der Hoffnung begnügen, vielleicht mal Abteilungsleiter zu werden. Würde er sich als Internist niederlassen oder als Chefarzt an ein Krankenhaus gehen, sein Einkommen wäre zehn Mal höher. Aber er bleibt, weil er sich Menschen, die

er über Jahre am Leben hält, verpflichtet fühlt. Viele Kranken-
hauschefs haben sich gern daran gewöhnt, auf den Idealismus
solcher spezialisierten Mitarbeiter zu spekulieren.

Bei einem Sofortprogramm für eine konsequente Behandlung aller Nierenkranken in der Bundesrepublik fehlen im
ersten Jahr (1970) 800 weitere Dialyseplätze. Im zweiten Jahr
würden 1500 und im dritten 2000 bis 3000 Plätze benötigt
werden, wenn kein Patient ausgeschlossen werden soll.

Bis wir soweit sind, sterben also jeden Tag noch vier Mitmen-
schen am Nierenversagen.“

Auch in das chronische Dialyseprogramm des Katharinen-
hospitals wurden in den Anfangsjahren ausschließlich junge
Patienten aufgenommen. Ältere Patienten hatten kaum eine
Chance. Auch hier waren Zweiterkrankungen wie Diabetes,
Herz- und Gefäßerkrankungen, Karzinom usw. kontraindi-
ziert. Jede Entscheidung, einen Patienten in das chronische
Dialyseprogramm aufzunehmen oder nicht, stellte unweiger-
lich auch eine Entscheidung über Leben oder Tod dar. Für das
Pflegepersonal auf der Dialysestation war diese Auswahl eine
schwere Belastung, auch wenn sie selbst nicht damit befasst
waren.

Aufgrund der Vielzahl der potenziellen Patienten und der geringen Zahl der zur Verfügung stehenden Dialyseplätze, waren
die Entscheidungen oft fragwürdig. Legte man die objektiven
Kriterien zugrunde, gab es immer zu viele Patienten, die in das
Programm hätten aufgenommen werden müssen. Also wurde
nach weiteren Kriterien im Charakter oder im Umfeld des Patienten gesucht, die den Erfolg oder Misserfolg der Therapie beeinflussen konnten. Verhielt sich der Patient hinsichtlich seines
Lebenswandels diszipliniert, war er intellektuell und mental in
der Lage, die lange Therapie durchzustehen? Natürlich lagen
diesen Entscheidungen oft sehr subjektive Einschätzungen der

Ärzte zugrunde. Es konnte passieren, dass bereits in das Programm aufgenommene Patienten, die sich nach Meinung der Ärzte nicht diszipliniert genug verhielten, mit der Drohung unter Druck gesetzt wurden, wieder aus dem Programm genommen zu werden.

Die Ärzte litten darunter, Entscheidungen über Leben und Tod treffen zu müssen, nur weil nicht genügend Geräte und Dialyseplätze zur Verfügung standen.

Prof. Streicher äußerte Mitte der siebziger Jahre, dass er diese Entscheidungen nicht mehr treffen wolle und begann mit dem sukzessiven Ausbau der Dialysestation. Er bestellte für seine Geräte in großem Stil Ersatzteile mit der Begründung, dass nur so der kontinuierliche Betrieb sichergestellt werden könne. In Wirklichkeit wurden diese Ersatzteile aber nicht in die alten Geräte eingebaut, sondern es entstanden neue Geräte daraus. Aufgrund der Weiterentwicklung der Dialysatoren und Geräte konnte die Dialysezeit, die vormals zwei Mal zehn Stunden pro Woche betrug, auf drei Mal fünf Stunden in der Woche reduziert werden. Damit wurde es möglich, jedes Gerät zwei Mal am Tag zu nutzen. So konnte innerhalb kürzester Zeit die Zahl der zur Verfügung stehenden Plätze vermehrt werden.

Außerdem unterstützte Prof. Streicher die Dezentralisierung der Dialyse, die mit der Einrichtung so genannter „Limited-Care"-Zentren begann. Sein Oberarzt Dr. Euchenhofer eröffnete 1974 ein eigenes Zentrum in Plochingen, was Prof. Streicher die Möglichkeit eröffnete, Patienten „auszulagern", wenn die Zahl der Dialyseplätze im Katharinenhospital nicht ausreichte. 1978 eröffnete Prof. Streicher in Kooperation mit der Patienten-Heimversorgung Bad Homburg sein erstes Limited-Care-Zentrum in der Vordernbergstraße in Stuttgart. Er motivierte viele seiner Oberärzte, Dialysezentren zu eröffnen.

Die Patienten-Heimversorgung (PHV) war als gemeinnützige Stiftung 1973 gegründet worden mit dem Ziel, das Dilemma der zu geringen Zahl von Dialyseplätzen zu beseitigen. In § 2 der Stiftungsverfassung heißt es: „Die Stiftung dient ausschließlich und unmittelbar gemeinnützigen Zwecken, insbesondere durch Förderung der Betreuung und Versorgung von Patienten, Hilfs- und Pflegebedürftigen, besonders in deren eigener Wohnung oder in besonderen Einrichtungen der Stiftung und durch Förderung der apparativen Heimtherapie."

Zunächst stand die Förderung der Heimdialyse im Vordergrund. Bald zeigte sich, dass viele Patienten aus verschiedenen Gründen nicht in der Lage sein würden, diese Behandlung über längere Zeit zu Hause durchzuführen. Deshalb errichtete die Patienten-Heimversorgung 1974 nach dem Vorbild entsprechender amerikanischer Einrichtungen ihr erstes Limited-Care-Zentrum (begrenzte Überwachung) für jene Patienten, die einerseits zur Heimdialyse nicht geeignet waren, andererseits aufgrund ihres Krankheitsbildes keiner Klinikbehandlung bedurften. Damit wurde es notwendig, neben Räumen, Dialysegeräten und Verbrauchsmaterialien auch das erforderliche Pflegepersonal zu stellen. So wurde die PHV neben einer auf Heimdialyse spezialisierten Dienstleistungsorganisation auch zum Betreiber von Dialysezentren.

1969 wurde zum gleichen Zweck das „Kuratorium für Dialyse und Nierentransplantation" von dem Kaufmann Klaus Ketzler und Ärzten der Frankfurter Universitätsklinik gegründet. Das Kuratorium finanzierte Dialysegeräte auf dem Kreditweg über die Bank für Gemeinwirtschaft und stellte sie den Patienten zur Verfügung. Die Tilgung der Kredite erfolgte dann aus den Zahlungen der Krankenkassen, die pro Dialyse 350 Mark zahlten. Wenn auch damit noch nicht alle Probleme gelöst werden konnten, war doch ein Schritt in die richtige Richtung getan.

Durch die Zunahme der Dialyseplätze konnten die nierenkranken Menschen früher eine Dialysebehandlung bekommen.
Weil ihr Gesundheitszustand zu diesem Zeitpunkt noch nicht
so schlecht war, erhöhte sich ihre Überlebenszeit. Während sie
in den frühen siebziger Jahren noch mit ca. 3 Jahren angege-
ben wurde, sprach man bald von 5 bis 8, ja sogar von bis zu 15
Jahren. Die Altersgrenze verschob sich deutlich nach oben und
auch junge Diabetiker wurden jetzt schon dialysiert.

Das Überleben war damit gesichert, aber mit steigender Lebenserwartung musste man daran gehen, etwas für die Lebensqualität der Patienten zu tun.

In Nürnberg verwirklichte Prof. Gessler 1976 eine Idee, die
vielen Heimdialysepatienten zum ersten Mal nach Jahren der
Dialyse einen Urlaub ermöglichte. Es gab zu diesem Zeitpunkt
noch wenige Urlaubszentren, die Kliniken waren froh, wenn
sie in der Lage waren, ihre eigenen Patienten zu versorgen.
Feriendialysen waren in dieser Situation nur schwer möglich.

Mit Spendengeldern wurde ein VW-Transporter zum Cam-
pingbus umgerüstet. Der Bus wurde mit dem Dialysegerät
„Redy" ausgerüstet, es benötigte nur 5,5 l Trinkwasser, das
durch eine Austauschpatrone während der Dialyse immer wieder regeneriert wurde.

Der erste Patient, der den Bus benutzten wollte, dialysierte
mit dem leitenden Pfleger der Dialysestation nach einer Rund-
fahrt durch die Fränkische Schweiz im Hof der Klinik, als
Generalprobe für den danach geplanten Urlaub.

Hildegard Wimmer:
„Weil ich immer gelebt habe, habe ich überlebt."

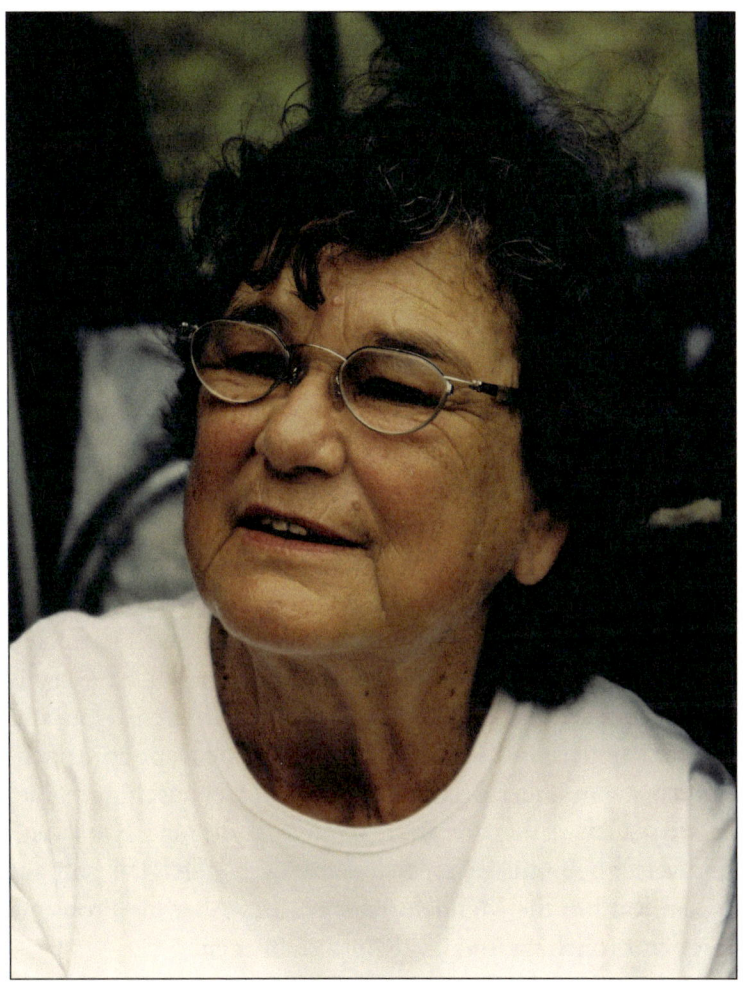

Meine Grunderkrankung sind Schrumpfnieren. Wann die Krankheit begann, oder ob ich sie von Geburt an hatte, ließ sich nie feststellen. Ich bin im Allgäu aufgewachsen und hatte einen vier Kilometer langen Fußweg zur Schule. Der Winter-Schulweg war anstrengend, oft stapfte ich zwischen hohen Schneewänden links und rechts der Straße durch. Es war schön, im Schnee rumzutollen. Ich war oft klitschnass auf dem ganzen Schulweg. Als Riesenanstrengung empfand ich die Skitouren mit meinem älteren Bruder und merkte schon im Alter von 10 – 13 Jahren, dass mit mir etwas nicht stimmte. Die Müdigkeit, wenn ich die Skier zwei Stunden den Berg hoch geschleppt hatte, passte nicht zu meinem Temperament. Heute denke ich, dass damals meine Krankheit ausbrach. Irgendwelche Kinderkrankheiten hatte ich nicht. Als wir aus dem Allgäu ins schwäbische Aalen zogen, überfiel mich immer öfter Müdigkeit. Mit 14 Jahren begann ich eine Lehre im Rathaus Abtsgmünd und fuhr, um die Buskosten zu sparen, im Sommer die 17 km lange und bergige Strecke mit dem Fahrrad. Manchmal war ich abends so müde, dass ich mich kaum auf den Beinen halten konnte. Im Alter zwischen 16 und 20 Jahren quälte ich mich ständig mit starken Kopfschmerzen und Mattigkeit. Ich hatte regelmäßig wenigstens zwei Mal im Jahr Mandelentzündung, angegriffene Bronchien und Fieber. Ich blieb aber nie lange im Bett und habe wahrscheinlich nie etwas richtig ausgeheilt. Auf meine Klagen bei unserem Hausarzt bekam ich meist nur Medikamente gegen die Kopfschmerzen. Als ich schon über 20 Jahre alt war und viel ausging, meinte er nur: „Geh früher ins Bett, dann hast du kein Kopfweh" und verschrieb mir weitere Schmerztabletten. Ich ließ mir auf seinen Rat hin die Mandeln rausnehmen. Aber die Probleme mit den Bronchien und das Kopfweh blieben.

Ich konnte nicht einsehen, dass jemand mit meinem Temperament ständig so müde war. Deshalb ging ich Anfang 1967, kurz bevor ich heiraten wollte, zu einem Urologen, um sicher zu sein, dass ich gesund bin und Kinder bekommen könnte. Dieser Urologe in Aalen stellte Eiweiß im Urin fest;

ich wurde geröntgt. Befund: Kerngesund und das bisschen Eiweiß macht nichts aus. Später, als ich mit Nierenvergiftung im Krankenhaus lag, holte mein Mann die Röntgenbilder bei dem Urologen ab und es stellte sich heraus, dass die linke Niere bereits völlig kaputt war, die rechte um mehr als die Hälfte eingeschrumpft. Wir waren entsetzt, wie das ein Arzt übersehen konnte.

Gemeinsam eröffneten wir eine Tankstelle in Urbach und arbeiteten mit Feuereifer. Ein ganzes Jahr lang fuhr ich immer wieder zu meinem Hausarzt nach Aalen, ohne dass er etwas feststellte. Erst als seine Tochter einmal gerade zu Besuch war und ihn darauf aufmerksam machte, wie furchtbar ich aussähe, nahm er mir Blut ab. Sie war Laborantin und wertete es sofort aus. „Mein Gott, du hast ja eine Nierenvergiftung, du musst sofort in ein Krankenhaus", und er überwies mich in eine Privatklinik in der Silberburgstraße in Stuttgart. In dieser Klinik war ich ein Vierteljahr. Ich fühlte mich schon nach kurzer Zeit wieder fit, aber der Chef der Klinik ließ mich nicht nach Hause. Ich erfuhr dort nichts über irgendwelche Werte, sondern nur, dass es in Amerika Maschinen gibt, die Nieren ersetzen und mir helfen würden; und dass man so eine Maschine in einem Rucksack mit sich tragen könne.

Ich wollte nach Hause, ich wusste, mein Mann arbeitet den ganzen Tag allein in der Tankstelle und braucht mich. Heute würde mir das nicht mehr passieren, ich würde einfach gehen.

Als ich wieder zu Hause bzw. an unserer Tankstelle war, kam nach kurzer Zeit die Müdigkeit zurück. Dann riet mir unser Zahnarzt, ich solle doch mal mit seiner Frau, die nierenkrank war, nach Ulm fahren, es gäbe dort Spezialisten, bei denen sie sich in guten Händen fühle.

Dem Rat folgte ich 1968. Die Diagnose war niederschmetternd: „Ihre Nieren sind am Ende, es wird nicht mehr lange gut gehen!" Auf meine Frage, was das konkret für mich bedeutete, hieß es: „Es gibt für Sie keine andere Möglichkeit, zu überleben als mit Hilfe von Maschinen, der so genannten Dialyse. Drei dieser Maschinen haben wir hier in Ulm, sie sind aber alle belegt. Ohne Maschine werden sie vielleicht zwei bis drei, höchstens aber sechs Monate überleben. Das konnte ich nicht glauben, mir war gar nicht nach Sterben! Ich verdrängte den Gedanken und arbeitete an unserer Tankstelle weiter.

1969 war das Geschäft immer größer geworden, und wir standen vor der Entscheidung, aufzuhören oder jemand einzustellen. Wir schafften es nicht mehr allein, vor allem, ich war nicht mehr so leistungsfähig. Das meiste machte ich nur noch mit meinem starken Willen. Also stellten wir einen Mitarbeiter ein. Ende 1969 war ich wieder in Ulm und der untersuchende Arzt, der mir gesagt hatte, dass es nicht mehr lange gut gehen würde, brachte mich in ein Zimmer mit 3 Männern. Mir wurde nichts erklärt, man stellte nur ein paar Fragen, unter anderem, ob meine Ehe in Ordnung sei und ich noch Sex habe. Dann sagten sie mir, der Pfleger würde mich zur Dialysestation bringen, wo ich mir eine Maschine ansehen könne. Ich fand Situation und Gespräch sehr merkwürdig. Dass die drei Herren von der Ethikkommission waren und darüber zu entscheiden hatten, ob ich einen Maschinenplatz bekomme, erfuhr ich erst von dem Pfleger, der mich zur Dialyse-Station brachte. Dort waren drei Menschen an Maschinen angeschlossen, ein junger Mann, einer mittleren Alters sowie eine etwa 50-jährige Frau, die für mich als 28-jährige alt war. Ich sah mich um, da war keine freie Maschine mehr. „Wo ist denn hier Platz für mich?" Der Pfleger meinte, es würde ein Platz frei werden und deutete mit dem Kopf in Richtung der Frau. Ich erschrak und dachte, sie werden sie doch nicht sterben lassen, nur, weil ein jüngerer Mensch vielleicht mehr Anspruch auf die Maschine hatte. Da war mir klar, hier bleibe ich nicht.

Ich erkundigte mich, wo ich sonst noch behandelt werden könnte und erfuhr vom Stuttgarter Katharinenhospital – kurz KH genannt. Ich vereinbarte einen Termin und lernte Dr. Streicher kennen. „Wann kann ich einen Platz an einer Maschine bekommen?", fragte ich nach der Untersuchung. „Nicht so schnell, das kommt schon noch", sprach's und „verpasste" mir die Kartoffel-Ei-Diät.

Zufrieden, der Maschine noch einmal entronnen zu sein, ging ich nach Hause und kochte Kartoffel-Ei-Diät – jeden Tag 20 Gramm Eiweiß, d. h. eiweißarmes Brot oder Nudeln oder 4 Kartoffeln täglich und immer ein Ei. Ich mochte keine Eier. Meine Mama unterstützte mich in dieser Zeit sehr und versuchte, das Ei immer irgendwo unterzuziehen – unter Röstkartoffeln oder bayrische Knödel beispielsweise. Mein Mann Gerhard und unser Mitarbeiter Carlo wurden mit Braten versorgt und ich aß etwas Soße und zwei Knödel. Ohne Salat oder Obst, das hatte alles zu viel Kalium. Und dazu rund drei Liter trinken.

So hielt ich fast zwei Jahre durch, allerdings ging es mir oft schlecht. Bedenkt man aber, dass ich laut Ulm ohne Dialyse nur noch drei bis sechs Monate zu leben hatte, war das schon recht lange. Keine Minute dachte ich ans Sterben.

Im Juni 1972 gaben wir unser Geschäft auf, fuhren im Juli in Urlaub in die Bretagne und an die Loire. Kurz zuvor war ich bei einem Heilpraktiker, der mir als eine Art Wunderheiler angepriesen worden war. Er verschrieb mir etwas, von dem er mir versicherte, dass es gut für mich sei und auch in Kombination mit den Medikamenten von Dr. Streicher nicht schaden würde. Tatsächlich bewirkte dann wohl die Kombination dieser beiden Medikamente, dass ich überhaupt kein Wasser mehr ausschied. Mein Zustand verschlechterte sich zusehends. Direkt nach dem Urlaub kam ich im August 1972 mit etwa 15 kg eingelagertem Wasser in die nephrologische Klinik. Zwei Wochen später sah es nach Besserung aus. Ich war glücklich, immer noch ohne Maschine zu leben. Im November ging es nicht mehr, ich hatte einen Kreatininwert von 17 und musste dialysiert werden. Für mich war diese Nachricht ein furchtbarer Schock, obwohl ich darauf vorbereitet war. Zum ersten Mal dachte ich, jetzt ist mein Leben zu Ende, das Siechtum beginnt und in ein oder zwei Jahren sterbe ich sowieso. Mir hatten Patienten, die schon an der Maschine waren im Dialysezentrum im Katharinenhospital, recht Angst gemacht.

Ich sah sie rumgehen, gebückt und halb tot. Da habe ich mir vorgenommen, so kommst du nie daher.

Man hat uns nicht im Unklaren darüber gelassen, dass auch die Dialyse das Leben nur um etwa 2 Jahre verlängern könne. In der nephrologischen Ambulanz lernte ich Schwester Elisabeth kennen.

Das Erste, das sie mit ihrer ängstlichen Patientin, die es nur nicht zeigen wollte und immer die Fröhliche spielte, aber die doch am Ende war, tat: Sie ging mit mir zu Hermann Gunzenhauser, einem Dialysepatienten, der schon Heimdialyse machte und zu dieser Zeit wegen Shuntproblemen in der Klinik lag. Sie wusste von ihm, dass er erst vor kurzem in Ägypten war und so erzählt dieser mir, dass er erst neulich einmal mit der Dialyse ausgesetzt habe, um diesen Kurz-Flug bzw. diese 5-TageReise zu machen. Das heißt, er hat also Montag und Mittwochnacht dialysiert, flog am Donnerstag Vormittag nach Ägypten, kam Montag zurück und dialysierte wieder Montagnacht. Das war so fantastisch für mich, ich war schon wieder halb gesund.

Von ihm erfuhr ich auch von der Möglichkeit der Heimdialyse. Ich fasste Mut und glaubte daran, dass mein Mann und ich noch wunderbare Jahre erleben und wir auch wieder in Urlaub fahren könnten. Reisen war so wichtig für uns. Skifahren, bergsteigen, segeln usw., all das könnte ich vielleicht wieder mitmachen. Ich habe mich damals sofort zur Heimdialyse entschlossen.

Meine erste Dialyse im November 1972 dauerte sehr lang. Dr. Streicher fragte nach ein paar Stunden „Können Sie noch, dann machen wir noch etwas weiter," und zwischendurch immer wieder „Vertragen Sie's noch?" Ich konnte und erst nach fast 10 Stunden, sehr lang fürs Erste mal, war Schluss und Dr. Streicher wollte mich im Rollstuhl auf mein Zimmer bringen lassen. Das wollte ich aber nicht, stieg aus dem Bett und fuhr mit dem Lift nach oben. Ich schaffte es gerade noch aufs Klo und musste mich fürchterlich übergeben. Später im Patienten-Zimmer ließ ich mir nicht anmerken, wie schlecht es mir ging. So verhielt ich mich während meiner ganzen Dialysezeit bis heute. Aber jetzt mit über 60 merke ich, dass ich immer empfindlicher werde.

Damals wurde zehn Stunden dialysiert. Ich fand das viel zu lange und fragte: „Das soll ich jetzt ein Leben lang machen? Wie soll das gehen?" Die Antwort war erschreckend klar: „Die Behandlungszeit ist sehr begrenzt. Lange werden Sie nicht mehr leben. Die Überlebenszeit liegt bei rund zwei Jahren, in Amerika gibt es allerdings Patienten, die werden schon fünf Jahre behandelt, einige unserer Patienten sind auch schon drei Jahre an der Maschine." Als ich das hörte, war mir noch bewusster, dass ich eine andere Behandlungsform wollte. Wenn ich sowieso nur noch so kurz zu leben hatte, dann auf keinen Fall den ganzen Tag im Bett liegend.

Ich erkundigte mich nach Nacht- und Heimdialyse; Letztere wurde noch zurückgestellt und Erstere ging erfreulich schnell. Die Nachtdialyse empfand ich als großen Fortschritt, obwohl sie einen gravierenden Nachteil hatte. Ich sah meinen Mann nur noch alle zwei Tage und am Wochenende. Wir hatten Dienstagabend und evtl. Mittwochmorgen gemeinsam, wenn es mir nicht zu schlecht ging, sonst war ich bei seinem Arbeitsbeginn noch im Bett. Aber all das war besser als tagsüber zu dialysieren.

Meine Mutter und meine Geschwister boten mir eine Niere zur Transplantation an. Jeder kam mit seinem Blutgruppenausweis ins Krankenhaus. Tief enttäuscht mussten wir feststellen, dass keine einzige Blutgruppe passte und die Transplantation unter Verwandten nicht in Frage kam. Ich erinnere mich noch wie heute daran:

Dr. Euchenhofer, ihn verehrte ich ganz besonders, saß an meinem Bett, hielt meine Hand und versuchte, zu trösten. Die Familie stand ums Bett und alle waren betroffen. Ich hatte meine Fassung vollkommen verloren und heulte entsetzlich. Da meinte der Arzt, dass es für mich die Möglichkeit der Heimdialyse gäbe. Sie würden versuchen, eine Maschine für mich zu bekommen und mit den Kassen verhandeln. Mein Mann wollte mir gerne diese Klinikdialysen samt der ganzen Abhängigkeit von Ärzten und Schwestern, die Fahrten zur Dialyse usw. ersparen. Er war bereit, die Verantwortung und die damit verbundene Arbeit auf sich zu nehmen.

Alles klappte, und wir begannen im Januar l973 mit dem Heimdialyse-Training in einer direkt neben dem KH gelegenen Wohnung. Das Training sollte 3 Monate dauern. Zunächst war ich allein im Training, um mit der Maschine vertraut zu werden, das Punktieren zu lernen und mit all dem Neuen zurechtzukommen. Dann sollte mein Mann dazukommen. Allerdings gab es da Probleme. Er hatte im Herbst zuvor mit seiner Lehre als Vermessungstechniker begonnen und musste ab Januar zur Schule.

Außerdem hatte er sich am Wochenende zuvor beim Skifahren den Meniskus beschädigt und ein Bein in Gips. Also musste das Heimdialyseprogramm auf seine Unterrichtszeit von 8.00 Uhr bis 16.00 Uhr abgestimmt werden.

So fuhren wir um 5.00 Uhr früh von Urbach nach Stuttgart ins Trainingszentrum. Dort konnte er mich an die Maschine anschließen und ging dann zur Schule. Nach 16.00 Uhr war er wieder da und lernte punktieren. Mit der Übung kam die notwendige Sicherheit und später war es entschieden besser, wenn er mich punktierte, als ich mich selbst. Er hatte die ruhigere Hand und viel mehr Geduld. Es war schön von Dr. Streicher und seinem damaligen Team, dass sie zu unserer Art des Trainings ja sagten – normalerweise musste der Partner den ganzen Tag mit anwesend sein.

Bei der Maschine, einer neuen Drake-Willock mit dem Meltec-Kill, musste man den Plattendialysator vor jeder Dialyse neu herrichten und auf Dichtigkeit überprüfen – ein Riesenaufwand, der viel Zeit und Geduld erforderte. Die Maschine musste zwei Stunden vor der Dialyse gespült werden. Ich habe sie zusammen mit Gerhard vorbereitet und alles verschraubt. Immer passte irgendetwas nicht, oder der Kill war nicht dicht. Das hieß: Alles wieder auseinander bauen und neu bespannen. Manchmal haben wir fünf oder sechs Membranen verbraucht. Einmal war eine ganze Schachtel Membranen kaputt, dann sind wir nachts zu einem anderen Patienten gefahren, um welche zu holen. Die gesamte Vorbereitung, bis die Maschine endlich lief, nahm drei Stunden in Anspruch: Zwei Stunden spülen und eine Stunde aufbauen. Die Wasserhärte kontrollieren, das Konzentrat anschließen, die Leitfähigkeit der Dialyseflüssigkeit messen und die Gerinnung mit dem Uhrglasschälchen kontrollieren. Man gab einen Tropfen Blut auf das Glas und rührte dann mit einem Stäbchen, bis das Blut einen Faden zog. An der Zeit, die das dauerte, konnte man feststellen, ob die

Gerinnung in Ordnung war. Nach der Dialyse musste der Kill auseinandergebaut und geputzt werden, das dauerte noch einmal eine Stunde. Gerhard und ich haben uns die Arbeit geteilt, jeder hatte seine Aufgaben. Am Anfang machten wir kaum Fehler. Später, als wir glaubten, jeden Handgriff im Schlaf zu beherrschen, häuften sich die Fehler. Die letzte Woche, bevor wir mit der Maschine nach Hause durften, mussten wir noch eine Woche nachts alleine dialysieren. Da waren wir, wie später zu Hause auch, auf uns selbst angewiesen, hatten aber eine Telefonnummer für Notfälle.

Ich war die 13. Heimdialysepatientin, auf dem Protokoll stand aber Nr. 14. Auf meine Nachfrage sagten mir die Schwestern, sie hätten diese Nummer ausgelassen, falls ich abergläubisch wäre. Ich bestand auf der Nr. 13, es sollte meine Glückszahl sein.

Inzwischen war alles soweit mit meiner Krankenkasse, der AOK Rems-Murr, geklärt. Sie hatten den Einbau des Strom- und Wasserzählers und des Waschbeckens genehmigt und die Handwerker hatten schon alles gemacht. Heute noch bin ich Herrn Ascher, der damals die Sache von mir bearbeitete, sehr dankbar. Er kam, hatte sich alles angesehen und erklären lassen und dann entschieden. Er hat sich auch, nachdem wir zu Hause waren, weiter damit beschäftigt und die Dialyse bei uns angesehen. Das war nicht üblich. Meistens gab es bei den Heimdialysepatienten mit den Kassen Unklarheiten wegen der Kostenübernahme. Eine Kasse zahlte 12,-- DM für Wasser und Strom, andere wiederum nur 1.-- DM im Monat.

So war das mit den Zählern die gerechteste Abrechnung für beide Seiten. Kurz vor Ostern 1973 haben wir dann zum ersten Mal zu Hause dialysiert. Sehr aufgeregt und schon mit dem Gedanken im Hintergrund, an Ostern einmal mit der Dialyse auszusetzen und für 4 oder 5 Tage irgendwohin zu fahren.

Nach 2 Dialysen im Haus wollten wir es gleich probieren. Ich hatte nach diesen, mir unendlich lang erschienenen, Monaten so Lust, irgendwohin zu fahren. In die Wärme, in ein schönes Hotel und mich verwöhnen lassen. Ich hatte mir ein Hotel mit Schwimmbad und Sonnenterasse usw. vorgestellt. Wir dachten, im April ist es in Südtirol schon warm und so fuhren wir los. Was ich natürlich in meiner Freude gar nicht beachtet hatte, dass mein Mann kein Hoteltyp ist und wir wegen den Ostertagen hätten reservieren müssen.

So landeten wir auf einem zur Pension umgebauten Bauernhof.

Die Zimmer waren eiskalt und ich fror erbärmlich. Ich hatte gehofft, durch starkes Schwitzen, auch beim Wandern, mein eingelagertes Wasser zu verlieren.

Aber oh je, das ging daneben. So nahm ich zu viel zu. Das heißt, jeder Dialysepatient hat sein Trockengewicht, bei mir waren es damals 47 kg. Da ja eine Tasse Tee 150 ml, ein Teller Suppe 400 ml Flüssigkeit enthält und auch alles, was man isst, Wasser hat, nimmt man natürlich täglich mehr als die erlaubten 500 ml zu. Pipi machen ging ja nicht mehr, also bleibt alles drin, bis die Maschine (dank der Technik) alles wieder rausholt. Das hört sich nicht schlimm an, ist es aber. Jeder Tropfen bleibt im Körper und wird über das Blut transportiert und das Herz verschafft es kaum mehr. Dazu kam dann Atemnot und von zu hohem Kalium ein metallischer Geschmack im Mund. Auch die Glieder taten weh. Das waren schlimme Alarmzeichen. Wieder zu Hause wurde mir ein weiterer Pluspunkt für die Heimdialyse bewusst. Kein Arzt, keine Schwester stand mit erhobenem Zeigefinger da und verwies auf meine zugenommenen 4 kg. Trotz wenigem Trinken, sparsamem Essen, dem Verzicht auf Obst, Salate und Kartoffeln war das Gewicht halt einfach da. Also zugegeben, das reine Vergnügen war dieses Verreisen mit einmal Dialyse aussetzen nicht, aber wir waren mal wieder rausgekommen und hatten was anderes gesehen.

Die Essensvorschriften und Trinkmengenbegrenzung quälten mich und waren das Schlimmste in dieser Zeit. Ich hatte zwischen den Dialysen immer zu viel zugenommen. Einmal im Vierteljahr zur Ambulanz brachte ich die Protokolle mit – da gab es schon mal einen erhobenen Zeigefinger. Aber ich lebe ja doch nicht mehr lange, dachte ich, was soll ich mich da ständig zusammenreißen, also habe ich gesündigt und alles nicht mehr so genau eingehalten.

Nach 5 Jahren wurden aus den anfänglichen 10 Stunden Dialysezeit nur noch 8 Stunden, aber es blieb die Hölle.

Inzwischen gab es erste Transplantationen. In der Ambulanz begegnete ich einer guten Bekannten, entstellt vom Cortison, aber sie strahlte Zuversicht aus. Da dachte ich wieder an ein Weiterleben. Und mir war klar, wenn ich überleben will, muss ich besser auf mich aufpassen.

Der Anlass, einen Verein für Dialysepatienten zu gründen, war, dass einem Patienten eine Umschulung verweigert wurde. Auch andere Patienten hatten immer wieder Probleme, vor allem mit den Krankenkassen, die sich weigerten, für bestimmte Leistungen die Kosten zu übernehmen. Dialysepatienten hatten damals kaum Rechte. Um das zu ändern, mussten wir uns selbst organisieren. Zusammen mit einer Patientin luden wir 1975 alle uns zu der Zeit bekannten Dialysepatienten zu einem Treffen ein. Es kamen 20 Leute, beim zweiten Treffen schon 40, es bestand also ein großes Bedürfnis, unsere Interessen in die eigenen Hände zu nehmen.

Der Verein machte viel Arbeit. Ich hatte sehr viel zu tun, telefonisch Mut machen und Fragen beantworten: Wie geht das mit der Dialyse? Wie schlimm wird das für mich? Ist es besser, im Krankenhaus oder zu Hause?

Ich rief von mir aus neue Patienten an und war vielen auch nachts Ansprechpartner für alle möglichen Probleme. Wichtige Hilfestellungen waren Telefonate und Verhandlungen mit Krankenkassen und Versorgungsamt. Damals galten Dialysepatienten nur als 50 % schwerbehindert, heute werden alle Dialysepatienten als 100%ig vermindert erwerbsfähig eingestuft.

Viele Ärzte unterstützten uns, allen voran Dr. Streicher und sein Team, aber manche lehnten den Verein brüsk ab. In vielen Dialysezentren wurde das Auslegen unserer Dialyse-Zeitung verboten.

Fast zeitgleich mit uns war auch in Hamburg ein Verein für Dialysepatienten gegründet worden, mit dem wir uns rege austauschten.

Feriendialyse war damals ein wichtiges Thema im Verein. Die wenigsten Dialysepatienten verreisten zu dieser Zeit. Wir machten in aller Welt Dialysezentren ausfindig, die Feriengäste aufnahmen, und stellten ein kleines Heft zusammen. Unsere Zentrumsärzte rieten uns wegen der Hepatitisgefahr immer vom Reisen ab. Das hat mich aber nie abhalten können, vor allem, weil Prof. Streicher sich über seine reisenden Patienten freute und auch ein bisschen stolz darauf war, dass sie das schafften.

Doch er warnte mich: „Eines Tages bringen sie mir die Hepatitis mit." Und tatsächlich infizierte ich mich in Toulon in Südfrankreich. Damals hatte dieses Zentrum keine spezielle Feriendialyse und man lag mitten unter den „GELBEN", wie wir die Hepatitis-Kranken nannten. Allerdings war es auch hier so, dass ich alle Verbote, wie z. B. nicht mehr miteinander zu schlafen, weil mein Mann infiziert werden könnte, getrennte Handtücher, Gläser, Bestecke, sogar alles getrennt spülen, ich weiß nicht mehr was noch, einfach ignoriert habe. Mit dem

Magen hatte ich allerdings Probleme und musste deshalb mit dem Essen aufpassen, ich wollte mich jedoch nicht zu sehr kasteien lassen.

Bei der nächsten Ambulanz hatte ich wieder normale Werte, auch mein Mann wurde nie angesteckt.

Ich habe in Toulon mit den gleichen Maschinen wie zu Hause dialysiert, nur acht Stunden, anstatt zehn. Also probierte ich das zu Hause auch, ohne es der Klinik zu melden. Bei der nächsten Ambulanz waren meine Werte nicht schlechter als sonst – da habe ich die Verkürzung eingestanden und durfte so weiter machen. Acht Stunden Dialysezeit waren viel leichter zu ertragen. Wenn ich zu viel Gewicht hatte oder mein Kalium im Blut zu hoch war, dann dialysierte ich freiwillig zwei Stunden länger. Man kann kaum beschreiben, wie fürchterlich die Dialyse anstrengt, als würde einem der letzte Lebenssaft entzogen. Am besten war es, die Stunden danach im Bett zu bleiben. Manchmal habe ich gedacht, so fühlt man sich, bevor man stirbt. Heutige Patienten empfinden das meist anders, weil sie nur vier bis fünf Stunden dialysieren, mit neueren und besseren Maschinen und Filtern. Außerdem kommen heute die Patienten schon bei einem viel niedrigeren Kreatininwert an die Maschine. Als ich das erste Mal an die Dialyse kam, hatte ich einen total vergifteten und geschwächten Körper mit einem Kreatinin von 17 – Normalwerte sind um 1.0.

Ich habe immer versucht, so normal wie möglich zu leben, dabei bin ich natürlich auch manches Risiko eingegangen und habe viel Unangenehmes auf mich genommen. Zum Beispiel bei einem Skiurlaub in der Lenzerheide in Savognin.

Es gab in Chur, ca. eineinhalb Stunden von unserem Skiort weg, eine Privatdialyse, die Heimdialysepatienten nachts ihre Maschinen überließ.

Wir hatten oberhalb von Savognin, mitten im Skigebiet, eine kleine Hütte gemietet, und ich fuhr den ganzen Tag Ski wie alle anderen auch. Nur Montag, Mittwoch und Freitag fuhren wir um ca.16.00 Uhr, direkt von der Skipiste kommend, mit den Skiern zu unserem Auto und dann ins Dialysezentrum.

In Chur dann Maschine richten wie zu Hause (allerdings war sie schon gespült) und bis nachts um 1.00 Uhr dialysieren. Abhängen und zurück nach Savognin. Da kam das Schlimmste. Wir mussten den ganzen Weg zur Hütte zu Fuß gehen. Normalerweise brauchte man für diesen Weg ca. 20 – 30 Minuten. Ich quälte mich über eine Stunde den Berg hoch. Und das drei Mal in dieser Woche und mit meinem schlechten HB, er war zu dieser Zeit nur 5.5.

Trotzdem war es ein herrliches Gefühl, f a s t normalen Urlaub zu machen und in dieser schönen Bergwelt zu sein.

Ich habe meine Kraft immer völlig falsch eingeschätzt in dem Gefühl, so sein zu müssen wie gesunde Menschen.

Es war schon verrückt, was ich mir früher alles zugemutet habe.

Ich arbeitete regelmäßig, auch an den Tagen nach der Dialyse. Ich war allerdings nach ein paar Jahren am Ende meiner Kraft und fühlte, wie es mir jeden Tag schlechter ging. Dies äußerte sich hauptsächlich in einem Blutdruck von ca. 280 zu 140, Kopfschmerzen, Müdigkeit und Unruhe. An der Dialyse stieg der Blutdruck noch weiter und wir spritzten bis zu 300 mg Catapresan.

Erst als ich mit der Arbeit aufhörte, wurde es besser.

Das Schlimmste während der Hämodialysezeit war das Punktieren.

Während der Klinikdialyse merkte ich schnell, dass die Schwestern besser punktierten als die Ärzte, sie hatten mehr Übung. So sehr ich Dr. Streicher liebte, so sehr hatte ich auch Angst, er könnte mich punktieren, wenn er, gut gelaunt wie immer, in den Dialyseraum kam, um beim Anschließen zu helfen.

Auch zu Hause hatten wir damit unsere Probleme. Es gab oft vergebliche Punktionsversuche, vor allem von mir, so übernahm das mein Mann, der hatte die besseren Nerven.

Überhaupt lösten wir zu Hause die meisten Probleme selbst – wir hatten ja allmählich genug Erfahrung. Wegen Kleinigkeiten, die man mit etwas Überlegung selbst beheben konnte, riefen wir nie im Krankenhaus an. Aber manchmal wurde es auch dramatisch. Ich erinnere mich gut an unsere größte Panne während der ganzen Dialysezeit.

Wir hatten kaum mit der Dialyse angefangen, als ich merkte, dass das Blut im System lila aussah, ich wahnsinnige Schmerzen bekam und kurz ohnmächtig wurde. Was war passiert? Wir hatten die Dialyse begonnen, ohne Konzentrat anzuschließen. Ich bekam Schmerzen, Angst und musste mich fürchterlich übergeben. Dazu im Hinterkopf, was ich im Training gehört hatte: „Wenn zu viel kaputtes Blut in den Körper gelangt, kann man gelähmt werden oder daran sterben." Währenddessen tat mein Mann das einzig Richtige, er wechselte alle Blut führenden Systeme aus und dialysierte mich weiter.

Die vielen Jahre Dialyseroutine brachten auch Unvorsichtigkeiten mit sich, die teilweise gefährlich waren. So passierte es uns, dass wir beide beim Abhängen von der Maschine einschliefen. An einem Gurgelgeräusch wachte ich auf und bemerkte, dass die Maschine schon Luft gezogen hatte. Wie wir mit dieser Luftembolie umgehen mussten, hatten wir im Training gelernt.

An einen weiteren dramatischen Zwischenfall erinnere ich mich sehr ungern. Die Punktion klappte nicht, wir versuchten es wieder und wieder. Endlich hatten wir Erfolg und begannen mit der Dialyse. Plötzlich Alarm und nichts lief mehr. Uns beiden fiel gleichzeitig auf, dass wir die Heparinpumpe nicht eingeschaltet und die Gerinnungsprobe vergessen hatten. Gerhard zieht also vorsichtig die Kanüle raus und zu unserem Schrecken hängt daran ein Blutgerinnsel von unglaublicher Länge.

Einmal hatte ich mal wieder die ganze Abhängigkeit und dieses regelmäßige Dialysieren so satt, dass ich der Maschine voll Zorn einen Stoß gab und sie gegen die Wand stieß und plötzlich war alles ruhig. Auf diese Weise wollte ich sie ja nicht gerade ausschalten. Mein Mann, der von dieser Attacke zuerst ja nichts ahnte, versuchte, den Fehler zu finden. Nichts!

Und alle meine Bitten, es doch für heute zu lassen, ich hätte ja kaum was zugenommen usw. halfen nichts. Die Maschine ließ sich nicht so einfach reparieren, man brauchte meist den Techniker. Weil es aber schon so spät war, inzwischen 23.00 Uhr, wollten wir Herrn Gehring, den damaligen Techniker, nicht mehr kommen lassen. Also hätte man die Dialyse, nach Rücksprache mit dem Zentrum, einfach ausfallen lassen können. Das wollte ich ja erreichen, aber nicht mit meinem Mann!!! Also rief er doch tatsächlich noch bei Herrn Gehring an und krabbelte mit der Taschenlampe in der Hand fast in die Maschine. Tatsächlich fand er den Fehler, ein gerissener Draht, den man löten musste. Also fuhr mein Mann um 24.00 Uhr nachts noch zu unserem Freund Heinz, klingelte den aus dem Bett und lieh sich einen Lötkolben. Na ja, also doch noch anschließen und dafür bis morgens um 10.00 dialysieren. In dieser Richtung machte ich nie mehr einen Versuch.

Es war ein Kampf mit Professor Streicher, vom Kiil auf Kapillaren umzustellen. Drei oder vier Jahre stand der riesige Kasten in unserem kleinen Schlafzimmer. Bei jedem Ambulanztermin bettelte ich, doch endlich Einmaldialysatoren zu bekommen, es wurde aber zunächst aus Kostengründen abgelehnt. 1978 oder 79 bekamen wir endlich die Gambro-Kapillaren. Das war eine große Erleichterung! Dann gab es anfangs noch die Anweisung, die Kapillaren nach der Dialyse zu spülen und noch einmal zu verwenden. Das wurde aber im Katharinenhospital sehr schnell zurückgenommen, weil es den Patienten dabei schlechter ging. In einem anderen Zentrum wurden die Kapillaren bis zu drei Mal verwendet und die Patienten litten dabei entsetzlich. Ich habe mich daraufhin bei der Krankenkasse erkundigt: Pro Dialyse würde ein Dialysator abgerechnet, erklärte man mir. Daraufhin haben wir vom Verband der Dialysepatienten dieses Dialysezentrum angeschrieben, und die Wiederverwendung der Kapillaren hatte bald darauf ein Ende.

Die Filter wurden immer kleiner und die Dialysezeit sank auf sechs Stunden.

Das Alltagsleben wurde stark von der Dialyse bestimmt, obwohl ich immer versuchte, so normal wie möglich zu leben. Sexualität war damals in den Gesprächen mit den Ärzten, den Pflegern oder Schwestern kein Thema und ich vermute, dass sich das bis heute nicht wesentlich geändert hat. Man tauschte sich aber schon mal mit anderen Patienten aus. Während der Hämodialysephase hatte ich kaum sexuelle Bedürfnisse. Die Kraft reichte gerade für den Haushalt, die Arbeit und die Behandlung. Erst mit der Transplantation kam die Lust zurück.

Wenn ich heute auf die Hämodialyse zurückblicke, erscheint sie mir noch schlimmer als ich sie damals empfunden habe. Ich versuchte, normal zu leben, habe gearbeitet, bin in Urlaub gefahren und habe auch mal eine Dialyse ausfallen lassen. Aber insgesamt war es die Hölle, die vielen Stunden an der Maschine, das Ausgeliefertsein an die Technik, die Schwestern und Ärzte. Mit ihnen durfte man es sich nicht verscherzen. Man brauchte sie.

Dieses Wissen, von Maschinen und Menschen total abhängig zu sein, sich ständig den Regeln der Dialyse unterwerfen zu müssen, hat mich wahnsinnig viel Kraft gekostet und viele Patienten das Leben.

Trotzdem haben wir viel zustande gebracht in dieser Zeit. Unseren Hausbau mit vielen Eigenleistungen, meine Arbeit im Büro und im Dialyseverband, in dem ich für vieles zuständig war.

Meine erste Nierentransplantation

Vor der Anmeldung bei Eurotransplant in Leiden musste ich viele Untersuchungen durchführen lassen, und alle Entzündungsherde mussten geheilt oder entfernt werden. Eine Patientin musste sich alle Zähne ziehen lassen, weil sie damit ständig Probleme hatte. Bei mir sollte die linke Niere entfernt werden. Vorher musste ich unterschreiben, dass ich alles, was schief laufen könnte, akzeptiere. Als ich das Papier durchlas, stand da: beide Nieren und Harnleiter. Ich bat meinen Mann telefonisch, meine Dialyseärzte zu benachrichtigen, um mit dem Urologen zu sprechen. Das geschah und ich ging relativ beruhigt zur Operation. Die OP verlief normal, bis nach dem Fädenziehen klar war, die Wunde eiterte nach innen. Nicht nur bei mir, auch bei zwei anderen Patienten, die zur gleichen Zeit operiert worden waren. Auf eigene Gefahr und mit dem Hinweis, dass ich zu Hause einen tollen Hausarzt habe, der das behandeln könnte, wurde ich nur ungern entlassen. Dr. Borchert, den ich schon vom KH her kannte und der kurz zuvor seine Praxis in Urbach begonnen hatte, schnitt also die

Wunde auf und tupfte Eiter ab, füllte das Loch mit Leukase-Kegeln und alles heilte in kürzester Zeit. Das war ungefähr 1 ½ Jahre nach der Anmeldung zur Transplantation. Zu dieser Zeit bekam ich den ersten Anruf: Eine Niere für Sie ist da. Aber leider mussten wir sie ablehnen, die Eiterwunde war noch nicht ganz geschlossen. Ungefähr ein dreiviertel Jahr später, am 1. April 1981, kam der nächste Anruf – eine Niere aus Holland, die sehr gut zu meinen Gewebeeigenschaften passte.

Prof. Streicher meinte, das wäre meine Chance und ich müsste praktisch ja sagen. Ich wollte eine kurze Bedenkzeit, nach der ich Dr. Streicher zurückrief und mein Okay gab. Ich sollte am nächsten Tag um 6 Uhr morgens in der Universitätsklinik in Tübingen sein. Ich war pünktlich da und man begann sofort mit den Vorbereitungen.

Gegen 16.30 Uhr kam ich in den Operationssaal. Als ich auf der Intensivstation aufwachte, hatte ich einen starken Druck auf der Blase, der Urin, den meine neu transplantierte Niere schon produzierte, konnte über den Katheder nicht ablaufen. Der Katheter musste nachts noch zwei Mal gewechselt werden, weil er verstopft war. Morgens sah ich selbst an dem Beutel, der am Bett hing: Die Niere arbeitete. Ein Wunder! Wie glücklich ich darüber war, dass nach 10 Jahren wieder Urin fließt, kann sich kaum jemand vorstellen. Die Blase hatte sich in den Jahren zurückgebildet, war nur noch haselnussgroß und konnte zuerst nur 50 ml Urin fassen. Das wurde nach und nach mehr. Plötzlich war alles so leicht. Jeden Morgen um 11 Uhr erfuhr ich meine Werte und war für den Rest des Tages beruhigt. Für mich war alles problemlos, ich konnte sogar meine Bettnachbarin, die auch transplantiert war, unterstützen. Angst vor Infekten hatte ich überhaupt nicht. Wir benutzten zwar alle die gleiche Toilette wie die Besucher, sprühten aber vorher den Deckel mit Desinfektionsmittel ab. Schon nach vier Tagen konnte ich mit meinem Mann im Klinikpark spazieren gehen. Hier in Tübingen standen die Patienten und ihr Wohlergehen wirklich im Mittelpunkt, so etwas habe ich später in keinem Krankenhaus mehr erlebt. Die Betreuung war optimal.

Dazu kam, dass die Besuchszeiten nur zwischen 14.00 und 16.00 Uhr waren und streng eingehalten wurden. Das empfand ich als sehr angenehm, weil ich genügend Ruhezeit hatte. Nur zu frisch Operierten durften deren Partner auch zwischendurch kommen, aber eben nur diese.

All das förderte den Heilungsprozess und so konnte ich schon drei Wochen nach der Transplantation nach Hause. Ich war so glücklich. Nach ein paar Tagen bekam ich starke Kopfschmerzen, mein Arzt wusste nicht weiter, auch eine Spritze half nichts. Ich musste in die Klinik zurück, wo man die Ursache sehr schnell fand. Die Schmerzen verursachte ein Medikament; als es abgesetzt wurde, waren sie vorbei.

Endlich spürte ich meine Energie wieder. Zwischen Gerhard und mir kam es gleich nach der Transplantation zu mancher Auseinandersetzung. Er hatte seinen „Pflegling" verloren. Ich wollte alles wieder alleine machen und brauchte keine Hilfe mehr.

Allein weggehen, unabhängig sein, das war ein herrliches Gefühl – für mich, aber für ihn ein Schock. Er sagte mir später mal, er habe das Gefühl gehabt, sein Baby, für das er so viele Jahre hatte sorgen müssen, verloren zu haben. Ich ging viel aus, suchte mir neue Freunde, ging in Malkurse und gab ab 1987 selbst Unterricht, privat und an der Volkshochschule Schorndorf. Mein erstes Bild nach der Transplantation war ein Selbstporträt mit vielen Tränen, ein hässliches Bild. Ich nannte es „abhängig sein von Maschinen, Menschen und Medikamenten". Ich begann dieses Bild an einem Freitagabend bei einem Wochenendseminar. Morgens hatte ich noch meine Werte in

Tübingen abgerufen und verstanden „Krea 2.92", in Wirklichkeit war er 1.29, ich hatte mich nur verhört. Mit der Angst in mir, meine Niere könnte wieder abgestoßen werden (später war ich nicht mehr so ängstlich), ging ich ins Wochenende. Und mit dieser Angst und Unsicherheit malte ich dieses Porträt, das meine damalige Gemütslage gut ausdrückt.

Ich lernte Leute kennen, genoss es, unterwegs zu sein und zu wissen, wir müssen nicht nach Hause zum Dialysieren. Auch von anderen Patienten weiß ich, dass sie diese Lust auf Leben nach der Transplantation bekommen haben und fast alle erzählten mir, dass sich der Partner plötzlich ausgeklammert fühlte.

Alles ging jetzt wie von allein. Jede Schwere war weg. Eine fantastisch schöne Zeit. Zwar hatte ich Probleme mit dem Blutdruck und den Knochen, aber ohne die Dialyse erschien mir alles leicht. Ich fühlte mich schon wieder so fit, dass wir für unseren Kamin ein Los Holz als Brennmaterial kauften. Meterlange Holzstämme habe ich auf meinem Rücken aus dem Wald geschleppt. Gerhard warnte „Lass sie liegen!" Aber ich fühlte mich so stark. Rückblickend denke ich, dass es mir heute vielleicht besser ginge, wenn ich damals nicht mir selbst und der ganzen Welt hätte beweisen müssen, dass ich nicht mehr krank bin. Aber die Transplantation war geschafft – ich hatte die Chance, weiter zu leben und fing wieder an, mehr auf mich zu achten.

Ein halbes Jahr später hatte das Cortison meinen Hüftkopf zerstört – ich hatte entsetzliche Schmerzen. Die Ärzte in der orthopädischen Klinik in Tübingen stellten eine Nekrose fest. Die Lösung wäre eine neue Hüfte, aber das ginge nicht, das sei zu früh, das heißt, ich war noch zu jung. Eine vorübergehende Lösung sei vielleicht ein Entlastungsapparat. So entschied ich mich vorerst für Krücken.

Ich war jetzt wieder voller Leben, konnte aber nur mit diesen zwei Krücken gehen. Außerdem hatte ich starke Schmerzen. Meine Freude über die gelungene Transplantation und mein neues Leben waren kurzfristig gemildert. Schmerzmittel durfte ich wegen der Niere nicht nehmen. Die ständigen Schmerzen machten mich ganz mürbe und Prof. Schneider riet mir, eine Kur zu beantragen – so hätte ich die Last des Haushalts für eine Zeit los und müsste auch nicht so viel laufen, weil ich dort mit dem Rollstuhl umherfahren könne – und im Übrigen stünde mir, nach allem was ich in den letzten zehn Jahren mitgemacht habe, eine Kur zu. Also stellte ich einen Kurantrag bei der BfA. Ich bekam keine Reaktion darauf, sondern erhielt stattdessen einen Fragebogen: Dabei ging es um die Überprüfung meiner Rente, ob ich noch bezugsberechtigt bin. Zwei Vertrauensärzte sollten meinen Gesundheitszustand feststellen. Beim Ersten, einem Orthopäden, konnte ich vor Schmerzen schon kaum mehr sitzen, als ich nach langer Wartezeit endlich dran kam. Ich zeigte ihm meine Röntgenbilder und den Befund der Uniklinik in Tübingen.

Er wollte sich aber lieber selbst ein Bild machen – also neue Röntgenaufnahmen. Ich verlangte einen Schutz für meine Niere, die in den Bauchraum gepflanzt worden war. Das wissen viele nicht, deshalb sagte ich es seiner Helferin. Den Bauchschutz brauche ich nicht, meinte sie, denn da könne niemals eine Niere sitzen; sie habe jahrelang in einer gynäkologischen Praxis gearbeitet und wisse, wo die Nieren sind. Ich erklärte ihr noch einmal alles von vorne und konnte ihr ansehen, wofür sie mich hielt. Als sie mit dem Röntgen anfangen wollte, stieg ich von der Liege und sagte „dann eben keine Aufnahmen". Ich verlangte nach dem Arzt. Er kam, ließ sich von ihr die Situation erklären, ich schickte meine Erklärung hinterher, dass ich transplantiert bin und diese Niere in die Speckschichten des Bauches eingepflanzt sei. Mit einem verächtlichen Blick auf mich sagte er: „Dann tun sie ihr halt den Gefallen, wenn sie sich das einbildet". Dann das Ergebnis: „Ihr Hüftkopf ist O.K. Ich weiß nicht, woher die angeblichen Schmerzen kommen sollen – nehmen sie einfach Schmerzmittel." Ich hatte ihm noch erzählt, dass mir das Versorgungsamt 100 % und den Status „außerordentlich gehbehindert" zugestanden hatte. Er schrieb nebenher den Befund für die BfA in Berlin und schaute mich kühl an. Ich fing an zu heulen, das tat ich immer und tue es heute noch, wenn ich mich ungerecht behandelt fühle und das Ausgeliefertsein an die Ärzte wieder mal deutlich zu spüren bekomme. Ich verließ, so schnell ich konnte, mit meinen Krücken, tränenüberströmt die Praxis.

Ich traute mich schon fast nicht mehr zum zweiten Vertrauensarzt – ein Urologe in Stuttgart – und hatte Angst davor, wie der mich wohl behandle. Aber das genaue Gegenteil. Der Arzt war schon älter, richtig väterlich, ja sogar überrascht und freudig, dass er eine transplantierte Patientin zu sehen bekam. Und er war ängstlich darauf bedacht, mir nicht weh zu tun und voll Achtung betrachtete er die größere Beule auf meiner rechten Bauchseite und ließ sich alles genau erklären. Er hatte nicht gewusst, wo die neuen Nieren eingepflanzt werden. Wie lange ich dialysiert habe, was ich empfunden habe, wie die Transplantation vor sich gegangen sei, ob vorher die Nierenreste rausgekommen wären usw. usw. – er war sehr interessiert. Er sprach mir gut zu und meinte, ich solle mich schonen und gut auf mich aufpassen, damit ich die neue Niere nicht so schnell wieder verlieren würde. Sein Befund muss gut ausgefallen sein, meine Rente wurde mir trotz dem unangenehmen Orthopäden weiter bezahlt.

Das Ausgeliefertsein an die Ärzte und Schwestern ist eine der schlimmsten Erfahrungen meiner ganzen Krankheitszeit. Es gab viele Arztbesuche, Krankenhausaufenthalte usw., von denen ich, nervlich total am Ende und als heulendes Elend, nach

Hause kam. Und man darf nicht vergessen, dass 1972, als ich an die Dialyse kam, nur Spezialisten wussten, was eine Dialyse ist, geschweige denn, wie sie funktioniert.

Im Übrigen wurde mein Kurantrag damals abgelehnt mit der Begründung: Nach meinem Krankheitsbild könne eine Wiedereingliederung in den Arbeitsprozess nicht mehr stattfinden.

Was meinen abgebröckelten Hüftkopf betrifft – die Lösung war nun doch der Entlastungsapparat. Das Bein sollte in diesem Gerät hängen und ich spezielle orthopädische Schuhe tragen, in denen mein Fuß wie ein Klumpfuß aussah – so sollte ich gehen können. Der Geh-Apparat aus schwerem Stahl mit Lederriemen war eine Fehlkonstruktion, weil mein Schambein direkt auf dem mit Leder überzogenen Teil aufsaß. Nach etwa 14 Tagen hatte sich dort von dem ständigen Druck und der Reiberei alles entzündet und ich musste zum Arzt. Der Apparat wurde umkonstruiert und saß nun wenigstens richtig. Wie immer hatte ich mir geschworen, mich auch davon nicht unterkriegen zu lassen und bin damit sogar tanzen gegangen. Aber ich wusste, dass ich es mit diesem Gestell nicht lange aushalten würde und versuchte eine Klinik zu finden, um eine neue Hüfte zu bekommen. Das war nicht so einfach. Alle angerufenen Kliniken, von Heidelberg bis Hamburg, erklärten mir, dass sie in meinem Alter – damals noch unter 40 Jahren – keine Hüftoperationen vornehmen. Dafür sei ich noch viel zu aktiv, und die damals verwandte Prothese würde sich zu schnell abnutzen. So musste ich dieses fürchterliche Gestell zwei schmerzhafte, schlimme Jahre benutzen.

Prof. Schneider vom Stuttgarter Zentrum, in dem ich als Transplantierte inzwischen betreut wurde, sprach den Unfallchirurgen Prof. Holz vom KH auf mein Problem an. Der meinte, dass er mir vielleicht helfen könne mit einer so genannten Endoprothese, die bisher nur in der Schweiz verwendet wurde. Die Prothese hätte allerdings den Nachteil, dass sie nur etwa 9 Jahre haltbar und das spätere Herausoperieren nicht so leicht sei. Das hielt ich allerdings für mein kleinstes Problem, da ich als Transplantierte nach damaliger Statistik sowieso nur eine durchschnittliche Lebenserwartung von 5 Jahren hatte.

Also entschied ich mich für die Operation und erhielt im Januar 1983 eine neue Prothese. Schon eine Woche später konnte ich beginnen, mit Krücken zu gehen. Das tat ich dann so schwungvoll, dass der Gymnastikleiterin Angst und Bange wurde: Sie wusste nicht, dass ich schon zwei Jahre mit Krücken gelaufen war. Allerdings sollte ich noch ein viertel Jahr die Krücken benutzen, um das operierte Bein nicht voll belasten zu müssen. Daran hielt ich mich auch. Später musste ich zunächst ein Mal jährlich, dann alle paar Jahre oder nur in Ausnahmefällen – etwa bei Schmerzen – die Chirurgische Ambulanz im KH aufsuchen. Ich war unendlich glücklich, wieder frei gehen zu können. Aber leider habe ich inzwischen starke Nekrosen und Arthrose in den Kniegelenken, die eigentlich operiert werden müssten. Als ich 2003 deswegen zur Untersuchung in der Paulinenhilfe, einer Orthopädischen Klinik in Stuttgart war, meinte der Arzt, meine Hüfte müsste ich aber vorher operieren lassen. Und er mache das nicht, da solle ich zu dem gehen, der die OP damals durchgeführt habe.

Also ging ich zu Prof. Holz. Ergebnis: Das inzwischen 20 Jahre alte Hüftgelenk wackle nicht und er wolle auch in den nächsten 5 Jahren nichts von mir hören. Also lief ich weiter mit Schmerzen herum. Zudem meinte mein Orthopäde, mit den Knieprothesen noch zu warten, weil jedes Jahr Neuerungen bringe und die Erfolgschancen verbessere. Ich hatte aber wenigstens die Zusage, dass ich sofort operiert werde, wenn ich vor Schmerzen nicht mehr kann. Aber welches Ersatzteil ich zuerst machen soll und wie überhaupt alles weitergeht, überfordert aktuell meine Fantasie. Es ist alles etwas viel: zwei kaputte Knie und Hüften zu allen anderen Mängeln. Ich versuche, mit all diesen Einschränkungen zu leben – trotz ständiger Schmerzen in allen Gelenken.

Nach ca. fünf Jahren wurde mein Kreatinin kontinuierlich schlechter. Die Niere hielt trotzdem 9 ½ Jahre – eine herrliche geschenkte Zeit. Für mich stand allerdings fest, dialysieren mit Maschine und dem ganzen Drumherum wollte ich nicht mehr, lieber wollte ich sterben. Das sagte ich auch Prof. Schneider. Er meinte, ich brauchte keine Maschine mehr, es gäbe die CAPD. Meine erste Reaktion war, auch das abzulehnen. Durch den Verein der Dialysepatienten kannte ich fast alle Mitglieder und hatte gut in Erinnerung, dass früher viele CAPD-Patienten ziemlich schnell gestorben waren – meist an Bauchfellentzündung. Und wer überlebt hatte, schwor sich: nie wieder CAPD.

Prof. Schneider klärte mich darüber auf, dass die heutige Methode sich völlig verändert hätte, und ich solle mir die Behandlung zumindest ansehen. Schwester Marion, die damalige CAPD-Schwester, erklärte mir, wie die CAPD funktioniert. Ich empfand es als sehr einfach und leicht. Anfang 1992 bekam ich im KH den Peritonealdialysekatheter implantiert und schon eine Woche später begann die Dialyse, zunächst nur mit 300 ml Flüssigkeit.

Die Menge wurde dann kontinuierlich gesteigert.

Die CAPD erscheint mir bis heute als leichteste und angenehmste Dialysemethode. Sie funktionierte vom ersten Tag an sehr gut. Ich war vollkommen unabhängig und brauchte keinen Partner zur Durchführung der Dialyse. Für meinen

Mann war das eine große Entlastung. Ein Problem bei der CAPD waren meine schlechten Kreatinin-Werte, die immer um 12 bis 13 lagen. Durch Erhöhung der Dialysatmenge bekamen wir das Problem einigermaßen in Griff. Mir war es im Prinzip egal, ob ich 4 oder 5 Mal Beutel wechselte, Hauptsache, ich musste dafür nicht das Haus verlassen. Eigentlich soll man während des Beutel-Wechsels still sitzen, aber dafür war ich immer zu unruhig. So bin ich mit Infusionsständer und daran hängendem CAPD-Beutel durch die Wohnung gelaufen und konnte so vieles „nebenbei" erledigen.

Vor allem waren wir endlich wieder mobil. Einen zum Wohnmobil umgebauten VW-Bus hatten wir mit soviel Stauraum ausgestattet, dass es für 3 Wochen Vorrat an Beuteln und notwendigem Dialysematerial reichte. Vor unserer ersten drei- bis vierwöchigen Reise nach Frankreich ließen wir einen Teil des Materials an eine Freundin in der Nähe von Avignon schicken, das wir nach 14 Tagen dort abholten. Man konnte das damals und kann es heute noch, sich Dialysematerial in die ganze Welt nachschicken lassen – eine fantastische Möglichkeit.

Auch bei den Malkursen, die ich in der Toskana oder Provence abhielt, kam mir diese Methode sehr entgegen – ich ließ mir immer mein gesamtes Dialysematerial an unsere Ferienwohnung schicken. Also morgens um 7.00 Uhr erster Beutelwechsel, dann während des laufenden Kurses um 11.00 Uhr in unserem Wohnmobil.

Dort schloss ich die Schläuche an, öffnete dann wieder die Bustüre, und während das Dialysat aus- oder einlief, konnte ich meinen Schülerinnen und Schülern gleichzeitig Korrekturen geben. Danach wieder raus aus dem Bus und schon ging es weiter. Nachmittags um 15.00 Uhr erneut Beutelwechsel im Bus und um 19.00 Uhr kurz vor dem Abendessen noch mal im Quartier. So konnte ich von morgens bis in die Nacht um das Wohl meiner Schüler besorgt sein, nächtliche Barbesuche eingeschlossen. Später habe ich dann oft um 23.00 Uhr noch mal dialysiert.

Mit der Hämodialyse wäre das so nie möglich gewesen.

Ich war entschieden leistungsstärker und unabhängiger als früher an der Maschine. Und meine weitere Malausbildung an verschiedenen Akademien konnte ich dank CAPD auch erfolgreich weiterführen.

Abgesehen von unseren kleineren Reisen ins Allgäu und im sonstigen Deutschland, konnten wir so auch weiter entfernte Ziele in Europa ansteuern, wie z. B. die Inseln Elba, Sardinien und Korsika. Einfach fantastisch, mit der eigenen Dialysestation vollkommen frei zu reisen.

Der Versuch, die Peritonealdialyse nachts mit Cycler durchzuführen, schlug dagegen fehl. Es ging einige Tage gut, dann bekam ich am ganzen Körper Juckreiz und wurde sehr unruhig. Vielleicht hatte die erneute Abhängigkeit von der Maschine diese Abwehrreaktion hervorgerufen. Ich glaubte aber eher an eine Materialallergie, denn die Abhängigkeit vom Cycler habe ich nicht als so gravierend empfunden. Auf jeden Fall wurde mir klar, dass ich weiter mit dem manuellen Beutelwechsel dialysieren würde, was mir überhaupt keine Probleme bereitete.

Am Anfang der CAPD hielt ich mich genau an alle Hygiene-Vorschriften, wurde aber mit der Zeit nachlässiger und habe sogar mal die Händedesinfektion oder den Mundschutz vergessen, wahrscheinlich kennt das jeder Patient. Trotzdem ist mir in den 6 Jahren Peritonealdialyse nie etwas passiert – auch keine Bauchfellentzündung. In unser Leben fügte sich die CAPD perfekt ein, ich habe mich dabei sehr wohl gefühlt, aß, worauf ich Lust hatte, und vor allem, ich durfte trinken, soviel ich wollte. Die Lebensqualität mit der CAPD war für mich im Verhältnis zur Hämodialyse um ein Vielfaches höher. Ich habe mit dem Katheder sogar gebadet, im Meer sowieso ohne Probleme, in der Badewanne mit wasserdichten Katheterbeuteln. Nach dem Bad (nicht stundenlang, aber einfach, um mich im heißen Wasser wohl zu fühlen) habe ich allerdings den Katheder sauber desinfiziert und vor allem mit sterilen Tupfern getrocknet. Die Freiheit ist so viel größer als bei der Hämodialyse. Auch die Kombination Wohnmobil – CAPD ist ideal. Und bei der Sexualität gibt es kaum Einschränkungen. Ich denke allerdings, dass der Schlauch für den Partner störender ist als für den Patienten. Vor allem deshalb, weil der Partner immer Angst hat, den Katheter zu beschädigen. Bei uns legte sich das aber nach einer gewissen Zeit.

Nachteilig empfand ich die Gewichtszunahme. In den Beuteln ist soviel Glukose wie täglich etwa 1 Tafel Schokolade zusätzlich. Wog ich nach der Transplantation 51 kg, nahm ich während der CAPD, ohne bei den Mahlzeiten zu sündigen, sechs Kilo zu.

Auch nach dem Unfall meines Mannes machte mir die CAPD vieles leichter und eine andere Dialyseart hätte mir mehr Probleme bereitet. Mein Mann war 1993 beim Gleitschirmfliegen abgestürzt mit der Folge einer inkompletten Querschnittlähmung. Er wurde in Innsbruck operiert und ich fuhr, mit Dialysematerial bepackt, hin. Zur Beutel-Wechsel-Zeit brachte mich ein Pfleger in einen sauberen kleinen Raum, er wusste von meinem Mann schon, was ich brauchte. Der Pfleger bat mich, zusehen zu dürfen, er habe noch nie eine CAPD gesehen. Also bekam er einen Mundschutz und blieb dabei.
Insgesamt machte ich sechs Jahre Bauchfell-Dialyse, war aber vom ersten Tag an erneut zur Transplantation angemeldet; die

lange Wartezeit hat mich dank CAPD überhaupt nicht belastet. Trotzdem hoffte ich auf eine baldige Transplantation, war ich doch älter und angegriffener geworden. Und das Gefühl, die Zeit renne davon und irgendwann bekomme ich aus Altersgründen keine Niere mehr, war auch nicht besonders schön.

Die zweite Transplantation am 10. 10. 1997

Dass diese Transplantation nicht ganz so gut verlief wie die Erste in Tübingen lag sicher auch daran, dass ich älter geworden und mein Körper geschwächter war. Nach sechs Jahren kam also der erhoffte Anruf. Diesmal war ich im Katharinenhospital zur Transplantation angemeldet. Nachdem ich erst über das Telefon von Freunden erreicht werden konnte, eilte es, wir sollten spätestens um 16.30 Uhr im KH sein. Nur das Dringendste einpacken und los. Meine Freundin Elli, selbst CAPD-Schwester in Stuttgart, fragte mich, ob sie auch kommen solle, sie wollte schon seit Langem bei einer Transplantation dabei sein und es hatte bisher nicht geklappt. Ich freute mich. Wenn sie dabei war, konnte nichts schief gehen. Wir fuhren von zu Hause ab.

Inzwischen war Elli angekommen und fragte den Arzt, ob sie dabei sein könne. Nachdem ich zustimmte, hatte er nichts dagegen. Operieren sollte mich Dr. Yehal, ihn kannte ich von vielen Operationen und vertraute ihm. Die Transplantation verlief problemlos und schon auf dem Weg vom Operationssaal zur Intensivstation lief mein Urin. Wird man auf der Intensivstation beinahe in Watte gepackt und gut versorgt, ist die Verlegung auf die Allgemeinstation umso härter. Ich hatte ein 3-Bett-Zimmer, das ca. 1 Stunde leer war, dann mit einer türkischen Frau neben mir und einer weiteren Patientin belegt wurde. Ich erhole mich normalerweise relativ schnell von Operationen, wenn ich meine Ruhe habe. Als das Zimmer belegt wurde, legte ich, wie immer in so einer Situation, den Kopf auf die Seite und schloss die Augen, um nichts zu hören oder zu sehen. Plötzlich rüttelt es an meinem Bett: „Du Frau, du auch Niere?" Ich schlug die Augen auf und erschrak. Um mein und das Nachbarbett standen etwa zehn Besucher, die von mir wissen wollten, wie so eine Transplantation vor sich geht. Der türkische Mann wollte seiner Gattin eine Niere spenden.

Da lag ich nun mit meiner Cortison-Infusionsflasche und erklärte, traute mich aber kaum zu atmen – man weiß ja, dass bei Transplantierten das Immunsystem ziemlich heruntergefahren ist. Der eine Mann nieste, der andere roch stark nach Knoblauch, der dritte hustete fürchterlich. Ich atmete immer flacher und wünschte ihn in die Wüste. So gegen 8.00 Uhr fragte ich die Stationsschwester, ob sie nicht die Leute endlich rausschicken könne, was sie eher unwillig auch machte.

Am nächsten Morgen musste ich dialysiert werden, die Niere lief nicht, ich war tief enttäuscht. Insgesamt wurde ich drei Mal dialysiert, dann ging das Kreatinin ein paar Teilstriche runter und ich konnte ein wenig Wasser lassen.

Die türkische Mitpatientin, später nannte ich sie für mich Jasmina, weil sie so gut duftete, war inzwischen auch transplantiert und der Besucherstrom nahm kein Ende. Die oft bis zu 15 Leute standen natürlich auch um mein Bett herum und starrten mich an – ich fühlte mich furchtbar unwohl und fragte wieder mal, ob man wenigstens für die Essenszeit das Zimmer räumen könne. Nein, das müsse nicht sein, meinte die Stationsschwester, sagte aber zu Jasmina, sie solle höchstens 5 Leute auf einmal ins Zimmer lassen.

Ich wurde in dieser Zeit 4 Mal operiert, weil sich an der Niere Lymphozelen, also Wasserblasen gebildet hatten. Jedes Mal, wenn ich vom OP kam, waren meine Sachen in einem anderen Zimmer – insgesamt war ich in etwa acht verschiedenen Zimmern untergebracht, immer mit der unterschiedlichsten Belegung. Welchen Bedingungen ich als frisch Transplantierte ausgesetzt war – das kann man sich kaum vorstellen: So hatte man mir einmal eine Frau mit einem schweren Darminfekt ins Zimmer gelegt; als man es merkte, wurde ich schnell verlegt. So ähnlich ging das noch einige Male.

Es wäre zu viel, alles, was schief gelaufen ist, aufzuzählen. Bei allem, was ich hier erlebte – gerade auch unter hygienischen Aspekten, auf die ich natürlich ein besonders scharfes Auge hatte – war es wie ein Wunder, dass mir nichts passierte. Vielleicht hat mich mein immer wieder vor mich Hingesagtes und Gedachtes: „Ich werde keine Abstoßung bekommen, ich bekomme nichts" davor gerettet, dass ich mir bei diesen Zuständen keine Infektion oder gar eine Abstoßung eingehandelt habe.

Zwei Jahre litt ich unter den Operationsfolgen, war müde und zermürbt und hatte viel weniger Lebenskraft als nach der ersten Transplantation. Trotzdem bin ich heute, nach 7 Jahren, unendlich dankbar, vor allem dem Spender, dem Ärzteteam, das mich operiert hat und den Ärzten auf der Station, dass ich diese Niere bekommen habe und dass sie immer noch läuft; aber ich kann bis zur Stunde noch nicht über diesen Krankenhausaufenthalt sprechen, ohne in Tränen auszubrechen.

Bei einer Mammografie im November 2000, also drei Jahre nach der Transplantation, wurden Kalkablagerungen und zwei nicht gut sichtbare Knoten festgestellt. Ich solle möglichst bald zum Operieren gehen. Da ich ungern Dinge vor mir herschiebe, machte ich im Robert-Bosch-Krankenhaus in Stuttgart einen Termin aus. Ich hatte dieses Krankenhaus bewusst anderen Kliniken vorgezogen, hat es doch den für mich wichtigen „Nieren-Hintergrund" und natürlich, weil meine Freundin Elli dort als CAPD-Schwester arbeitet.

Man machte den notwendigen Schnellschnitt, um Proben zu entnehmen und eine Woche später kam das Ergebnis: Krebs. Zuerst war ich furchtbar erschrocken und fragte mich, warum muss gerade ich auch noch Krebs kriegen.
   Also, erneute OP und Brust ab samt einigen Lymphknoten. Es ging danach ein wenig Durcheinander, die Ärzte waren unbedingt für eine Chemotherapie, ich war dagegen, einmal wegen meiner Niere und zweitens hatte ich ein gutes Gefühl und wie schon so oft dachte ich mir „Du schaffst das!" Also probierte ich es zunächst ohne und beschloss, wenn der Krebs wiederkommt, dann werde ich der Chemo zustimmen.

Eine Woche später – ich war wieder zu Hause, aber noch nicht schlauer. Rückfragen bei meinem Nephrologischen Zentrum in Stuttgart machten mich nicht sicherer, denn einer der Ärzte meinte, dass eine Chemotherapie der Niere nicht schaden würde. Dieses Hin und Her verwirrte mich und ich fühlte mich ziemlich allein gelassen. Erst Dr. Borchert, mein Arzt in Urbach, einer der besten Ärzte, die mich auf meinem Krankheitsweg begleitet haben, half mir weiter. Er sah sich meine Unterlagen an, fragte bei einem befreundeten Krebsspezialisten nach, faxte ihm meine Befunde, und dessen Entscheidung schloss ich mich an: Keine Chemo, es wird ohne gehen.

Ich hatte nie im Leben einen BH getragen, nun musste ich, wie lästig…. Was mich am meisten an dieser Prothese geärgert hat, dass dieses kleine Ding aus Gummi 300 DM gekostet hat.
   Zur weitergehenden Behandlung ging ich ins Schorndorfer Krankenhaus, wo ich erfuhr, dass bei dem Schnellschnitt der 4

cm dicke Tumor versehentlich durchschnitten worden war und während der Woche, die ich auf das Ergebnis warten musste, natürlich gestreut hatte. Und deshalb musste die ganze Brust weg. Seit damals bin ich drei Mal operiert worden, weil sich Fett- und Kalkablagerungen unter der Narbe gebildet hatten, die sich aber als harmlos herausstellten. Obwohl ich nicht besonders ängstlich bin, denke ich immer wieder: Der Krebs könnte zurückkommen. Im Dezember 2004 war die linke Brust mit Kalkablagerungen befallen. Also wurde ich operiert, und das Ergebnis war gutartig! Dieses Weihnachten war ich sehr erleichtert. Bei den Frauen in der Krebsgruppe merke ich, dass der Krebs mich weniger als andere zu ängstigen scheint. Vielleicht haben mir die langen, harten Jahre an der Dialyse, in denen einem ständig der Tod vor Augen steht, geholfen, den Krebs besser zu verarbeiten. Das lange Überlebenstraining und die unendliche Krankengeschichte haben mich vielleicht etwas souveräner, aber zugleich auch sensibler, gemacht.

Trotz aller Krankheiten freue ich mich noch immer am Leben, bin glücklich und genieße jeden Moment. Ich kann mich mit meinem Mann über so viele Kleinigkeiten freuen, die gesunden Menschen wahrscheinlich gar nicht mehr auffallen. Wir schöpfen Kraft aus der Natur und unserem Zusammenhalten. Aber mein Nervenkostüm wird dünnhäutiger, wie ich beim Durcharbeiten dieses Interviews festgestellt habe. Trotzdem bin ich ein positiver, fröhlicher Mensch und natürlich Weltmeister im Verdrängen. Vor dem Tod habe ich keine Angst! Was mir Sorge macht ist, dass mein Mann, weil er teilweise gelähmt ist, zurückbleibt und sich vielleicht nicht mehr allein versorgen kann.

Zurückblickend auf all die vielen Krankheitsjahre, seit 1968 kämpfe ich ja immer wieder um mein Leben, bin ich glücklich, es so lange geschafft zu haben und erfreue mich an jedem Tag. Ich bin meinem Gerhard unendlich dankbar für seine viele Mühe, Liebe und Geduld und dass er immer zu mir gehalten hat. Ebenso bedanke ich mich bei meiner Schwester Christine, die mir viel hilft und ständig an meiner Seite war in den verschiedenen Krankenhäusern. Allen Freunden danke ich, dass sie mich mit ihrer Freundschaft, Liebe und Nachsicht all die Jahre hindurch begleitet haben.

Eberhard Stehle: „Jetzt erst recht"
Lebensbericht eines langjährigen
Dialysepatienten

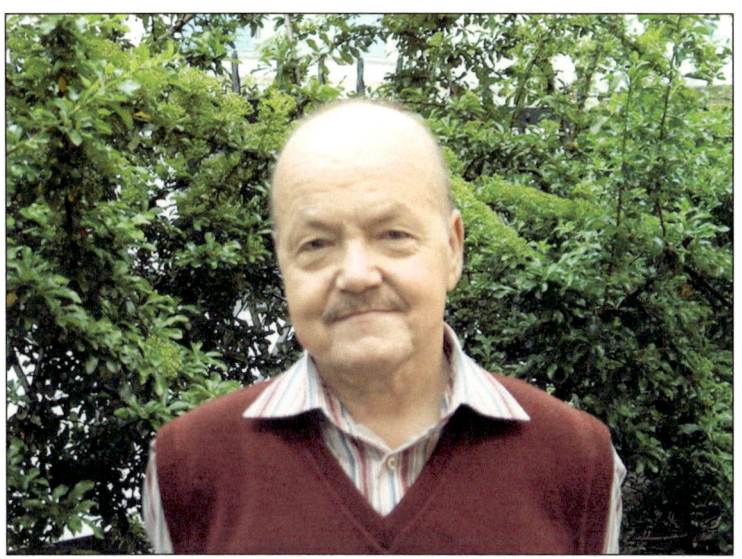

Die ersten Dialysen

Ich wurde im November 1951 geboren. Meine Eltern haben mich nach dem Verlust meines Bruders Manfred, der 1950 im Alter von vier Jahren an Leukämie gestorben war, natürlich sehr behütet. Sie haben mir oft gesagt: „Wenn Manfred nicht gestorben wäre, dann gäbe es dich vielleicht nicht".

So wurde ich regelmäßig halbjährlich untersucht. Ich war kein besonders starkes Kind, war nie besonders groß, sondern gehörte immer zu den Schmächtigsten meiner Altersgruppe.

Im Alter von 13 Jahren wurde plötzlich meine Krankheit festgestellt. Bei der letzten Untersuchung vor ½ Jahr war noch alles in Ordnung gewesen, jetzt, ein halbes Jahr später war ich chronisch nierenkrank.

Deshalb kam ich 1965 für vier Monate ins „Olgahospital" in Stuttgart zu Herrn Prof. Fischer. Er diagnostizierte eine Glomerulonephritis mit Eiweiß im Urin. Die gängige Therapie war damals die Gabe von Cortison. Mein Körper, vor allem aber mein Gesicht, waren schon nach kurzer Zeit aufgeschwemmt. Ich hatte ein typisches „Vollmondgesicht" und traute mich ohne meine Mutter kaum noch auf die Straße, weil ich von allen ausgelacht wurde: „Da kommt der Vollmond" oder „da kommt das Dickerle".

Die vierte Gymnasialklasse musste ich wegen der langen Ausfallzeit wiederholen, vom Sportunterricht war ich befreit. Jede Form körperlicher Anstrengung sollte ich vermeiden, im Grunde genommen durfte ich gar nichts mehr tun, immer hieß es: „Der Bub darf sich nicht anstrengen!"

So waren meine Blutwerte durch die Schonung, die Medikamente und die Kartoffel-Ei-Diät tolerabel.

1969 fuhren meine Eltern mit mir ins Allgäu in Urlaub. Schon während der Hinreise lag ich apathisch auf der Rückbank von unserem Auto, nichts hat mich mehr interessiert. Ich schlief fast die ganze Zeit. Meinen Eltern kam das seltsam vor, sie fuhren nach Stuttgart zurück und brachten mich direkt ins Krankenhaus. Im Olgäle wusste man mit einem nierenkranken Kind, kurz vor dem Nierenversagen, nichts anzufangen, und so wurde ich direkt ins Katharinenhospital auf die Station M 1, die nephrologische Intensivstation, gebracht. Nach Ankunft auf dieser Station wurde ich bewusstlos und wachte mit einem „Dorn" im Bauch wieder auf. Ich war gerade 17 Jahre alt und wusste überhaupt nicht, was und wie mir geschah.

Die Peritonealdialyse, die über diesen „Dorn" oder besser

gesagt, Katheter durchgeführt wurde, war eine große Qual. Ich weiß nicht, wie lange diese Behandlung gedauert hat, aber es waren bestimmt 60 Stunden oder mehr.

Nachdem die Qual endlich vorbei war, wurde dieser Spieß gezogen und die Wunde mit einer Klammer verschlossen.

Danach konnte ich wieder aufstehen und auf der Station herumgehen. Niemand erklärte mir, was mit mir geschehen war. Es hieß nur: „Die Nieren tun halt nimmer."

Ich bekam häufig schwere Hirnkrämpfe durch die Urämie. Deshalb stand auf meinem Nachttisch immer eine Nierenschale mit einem roten Gummikeil und Valium. Nach wenigen Tagen hatte ich mir durch die Krämpfe die Wangeninnenseite und die Zunge völlig zerbissen.

Einige Tage später wachte ich plötzlich mit dem Katheter im Bauch auf, ich war wohl wieder bewusstlos geworden.

Für kurze Zeit ging es mir nach der Peritonealdialyse besser, bis die Giftstoffe in meinem Körper wieder anstiegen und die Krämpfe von neuem begannen. Man teilte mir mit, dass es mit intermittierenden Peritonealdialysen nicht weiter gehen könne und eine Operation am Arm gemacht werden müsse. So wurde ich in einen Krankenwagen verfrachtet und nach Heidelberg in die chirurgische Klinik gefahren, wo ich am Arm operiert wurde.

Ich kann mich nicht daran erinnern, dass mir jemand erklärt hätte, wofür die Operation notwendig sei. Es kann schon sein, dass irgendjemand mir gesagt hat, dass hier der Anschluss für die Hämodialyse gelegt wurde, ich habe es aber aufgrund der Urämie nicht mitbekommen. In dieser Zeit war ich kaum in der Lage, irgendetwas zu verstehen, was in meiner Umgebung geschah oder was man mir über meine Krankheit und die möglichen Therapien erklärte. Meistens redeten die Ärzte auch noch „Fachchinesisch". Heute weiß ich, dass mir im Oktober 1969 eine Cimino-Fistel angelegt worden war.

Die Wundheilung verzögerte sich durch eine Infektion, die Fistel eiterte und schmerzte, aber sie funktionierte. Am 18. November 1969 wurde über diese Fistel andialysiert.

Diese erste Dialyse wurde zwischen „Tür und Angel" durchgeführt, denn ich lag als fünfter Mann in einem Vierbettzimmer und fühlte mich auch als fünftes Rad am Wagen.

Mir ging es fürchterlich schlecht, mir war elend, die Kanülen im Arm schmerzten und die anderen Männer im Zimmer hörten lautstark Musik, redeten miteinander, scherzten und lachten. Ich konnte das überhaupt nicht verstehen. Wie konnten die anderen in so einer Situation, während einer solchen Therapie auch noch lustig sein! Ich zerfloss vor Selbstmitleid: Mir ging es so schlecht und den anderen anscheinend so viel besser, wie konnten die nur solchen Spaß dabei haben?

Später habe ich oft an meine erste Dialyse gedacht, wenn ein neuer Patient mit mir im Dialyseraum lag. Dem wird es jetzt genauso ergehen, wie mir damals, der wird auch denken, wie können die anderen nur so lustig sein und lachen bei dieser qualvollen Therapie.

Niemand erklärte mir bei den ersten Dialysen, was wirklich vor sich geht, warum ich dialysiert werde und was dabei geschieht. Es klärte mich auch niemand darüber auf, dass ich von nun an regelmäßig dialysiert werden müsse.

Die einfachsten Informationen waren damals nur schwer zu bekommen, man musste geradezu darum betteln. Heute haben es die Patienten leichter, allein schon durch die zahlreich existierenden Selbsthilfegruppen wie den Verband der Dialysepatienten Baden-Württemberg e. V. Auch die Medien informieren heute wesentlich gründlicher und ausführlicher über die Nierenersatzverfahren.

Die ersten Ärzte, an die ich mich aus dem Katharinenhospital in Stuttgart erinnere, waren Oberarzt Dr. Streicher und Dr. Euchenhofer.

Dr. Streicher machte einen sehr kompetenten Eindruck auf mich, dabei war er überhaupt nicht überheblich oder arrogant. Auch mit seinen Kollegen und Mitarbeitern ging er nicht so „von oben herab" um, er vermittelte mir mehr ein partnerschaftliches Verhältnis. Im Grunde genommen verdanke ich ihm und seinem Team mein Leben, er hat für mich, als damals jüngstem Dialysepatienten im Katharinenhospital Stuttgart, einen Dialyseplatz unter engsten Platzverhältnissen bereitgestellt und mich andialysiert. Wenn er die Dialyse für mich nicht möglich gemacht hätte, würde ich schon längst nicht mehr leben.

Niemand von uns „alten" Dialysepatienten hätte wohl je daran gedacht, dass wir Prof. Streicher, der 1994 im Alter von 63 Jahren an einer Nierenerkrankung starb, einmal ins Grab schauen müssten.

Nach den ersten sechs improvisierten Dialysen im Katharinenhospital erhielt ich einen festen Dialyseplatz im Robert-Bosch-Krankenhaus in Stuttgart, da einer der dortigen drei chronischen Dialysepatienten verstorben war.

Durch die kontinuierlichen Dialysen und den Rückgang der urämischen Giftstoffe verbesserte sich mein Allgemeinzustand. Jetzt interessierte ich mich zunehmend für die technischen und medizinischen Hintergründe dieser Behandlungen. Die Dialyse wurde mir aber immer nur als Interimslösung bis zur Transplantation erklärt. Ich erinnere mich noch genau, wie Prof. Seibold, der für die Dialyse zuständige Chefarzt, zu mir sagte: „Eberhard, noch zwei Jahre, wenn du dann nicht transplantiert bist, dann ist es aus!"

Diese Prognose, nur noch zwei Jahre, wenn mir nicht in der Zwischenzeit eine Spenderniere transplantiert werden würde, habe ich voll und ganz geglaubt, es hat mich sehr belastet, denn ich wusste es zu dieser Zeit nicht besser.

Die einzelnen Dialysen fanden zwei Mal pro Woche statt und dauerten bis zu zwölf Stunden. Sie strengten mich unglaublich an.

Die Dialysetage liefen immer nach dem gleichen Schema ab: Mein Vater brachte mich morgens um sieben Uhr ins Robert-Bosch-Krankenhaus. Ein Arzt kam zum Punktieren. Der Tag begann gut, wenn die Punktionen gleich klappten und pro Kanüle nicht vier oder fünf Mal nachpunktiert werden musste. Dann wurde ich von einer Schwester angeschlossen und bekam Frühstück. Anschließend riefen alle Patienten die Schwester: „Mein Spritzle bitte!" Jeder bekam seine Spritze mit Valium oder einem anderen Beruhigungsmittel. Damit schlief ich dann bis zum Mittagessen, danach bekam ich wieder eine Spritze. Zum Kaffee trinken war ich wieder wach, und aß Käsebrote, später Butterbrezeln dazu. Bis zum Abschließen nach 12 Stunden wurde ich wieder „weggeschossen".

Die Dialysepatienten wurden in dieser Anfangszeit praktisch „wegsediert", um die Behandlung erträglicher zu machen.

Nach zwölf Stunden Dialyse war auch der letzte Tropfen Wasser aus mir herausgezogen und entsprechend schlecht ging es mir. Während ich morgens noch selbst gehen konnte, musste mein Vater mich abends im Rollstuhl aus dem Zimmer karren.

Gescheiterter Transplantationsversuch

Im Laufe der Monate wurde ich an den Zwischentagen immer aktiver. In Absprache mit den Ärzten wurden die Sedativa bei den Dialysen reduziert. Die gewonnene Zeit konnte nun sinnvoller mit Gesprächen, mit Lektüre oder mit Gesellschaftsspielen mit dem Pflegepersonal verbracht werden. Es entwickelte sich ein enger, fast familiärer Kontakt zwischen dem Pflegepersonal und mir.

Nach einer Dialyse, die mit vielen Fehlpunktionen durch einen Oberarzt begonnen hatte, überraschte mich der zuständige Dialysearzt Dr. Rolf Augustin beim nächsten Mal. Er kam mit den Punktionskanülen auf mich zu, öffnete die Verschlusskappe der ersten Kanüle und streckte mir diese entgegen: „Hier", sagte er. "Was soll ich damit?", fragte ich erstaunt. „Selbst punktieren", entgegnete er. „Nur durch Selbstpunktion können Sie solche Probleme wie bei der letzten Dialyse vermeiden." Unter seinem Zuspruch und seiner Anleitung punktierte ich damals, recht unsicher und angespannt, meine erste Kanüle. Noch überließ ich ihm die Zweite. Bald darauf ließ ich zum Punktieren niemand mehr an mich ran.

1971, nach zwei Jahren Dialyse, bekam ich endlich den ersehnten Anruf aus der Transplantationszentrale in Leiden/ Holland, dass eine Niere für mich zur Verfügung stünde. Nierentransplantationen für die Stuttgarter Dialysepatienten wurden damals in der Chirurgischen Uniklinik in Heidelberg durchgeführt. Der dortige Chirurg Lars Röhl, ein Schwede, war einer der Pioniere der Transplantationschirurgie in Deutschland.

Während der Fahrt im Taxi nach Heidelberg siegte die Hoffnung über die Angst. Jetzt kommst Du zu einem Spezialisten, bekommst eine neue Niere und alles wird gut.

Doch unmittelbar vor der Operation, meine Beruhigungsspritze hatte ich schon „intrapopös" bekommen, hörte ich einen Arzt sagen, dass die Niere Veränderungen an der Arterie habe und die Transplantation nicht durchgeführt werden könne. Im Nachhinein war ich froh, das noch mitbekommen zu haben, sonst wäre ich im Krankenzimmer aufgewacht und hätte überhaupt nicht gewusst, dass ich nicht transplantiert war, sondern nur meine Beruhigungsspritze ausgeschlafen habe.

Ich wurde dann nach Hause entlassen, ohne transplantiert worden zu sein.

Meine zwei Überlebensjahre mit der Dialyse waren jetzt um, und ich war immer noch nicht erfolgreich transplantiert! Ständig hatte ich das im Kopf, es belastete mich unglaublich. Meine Zweifel an der Zweijahresprognose von Prof. Seibold wurden immer stärker und mein Befinden zwischen den Dialysen immer stabiler. Vielleicht kann ich ja auch 4 Jahre mit der Dialyse überleben?

Dialysetechnik

Rückblickend kann ich sagen, dass ich fast die gesamten technischen Entwicklungen der zur chronischen Behandlung eingesetzten Dialysemaschinen miterlebt habe. Am Anfang wurde ich am Eigenbau von Prof. Streicher im Katharinenhospital in Stuttgart, dem Vorgänger der „Stuttgart-Niere" dialysiert. Im alten Robert-Bosch-Krankenhaus in Stuttgart kam ich an ein Travenol-Gerät, welches über einen 2 x 200-Liter-Tank mit einheitlichem Dialysat gespeist wurde. Diese Tanks standen in zwei Ecken des Zimmers und versorgten drei Maschinen. Ich war damals ein sehr disziplinierter Patient und nahm zwischen den Dialysen nur 500 g an Volumen zu. In dieser Hinsicht war ich ein Vorbild. Die anderen Patienten in meinem Behandlungsraum kamen mit fünf oder sechs Kilo Volumenzunahme zur Dialyse. Die Gewichtsabnahme war in diesen Jahren nur durch die Zugabe von Glukose im Dialysat oder mittels einer Venenklemme möglich. So musste viel Zucker in die gemeinsamen Tanks gegeben werden, und ich benötigte deshalb zur Vermeidung von Blutdruckabfällen und Krämpfen viel Infusionslösung. So war ich dann der Leidtragende meiner eigenen Disziplin.

Dies wurde im alten Robert-Bosch-Krankenhaus mit der Einführung der Drake-Willock-Maschine mit ihrem holzfarbenen Dekor viel besser. Die Elektrolyte im Dialysat, vor allem das Natrium, konnten von da an individuell auf den Patienten abgestimmt werden. Die Maschine mischte selbst das Konzentrat mit Weichwasser zu Dialysat.

Bisher hatten die Geräte noch offene Spulentöpfe. Bei jeder zweiten Dialyse ging der Spulendialysator kaputt und es begann, im Spulentopf zu schäumen. Jetzt kamen verstärkt die Plattendialysatoren zum Einsatz. Ich hatte durch die häufigen Membranrupturen der Spulen einen hohen Blutverlust und habe immer wieder Bluttransfusionen erhalten.

Ich bekam in dieser Anfangszeit sicher 40 Bluttransfusionen. Es war fast ein Automatismus: sank der HB-Wert, bekam man eine Bluttransfusion. Später erfuhr ich, dass jede Transfusion den Erythrozytenaufbau des eigenen Körpers für eine gewisse Zeit stoppt bzw. reduziert.

Langsam wusste man auch mehr über die Risiken, die mit Bluttransfusionen verbunden waren. Die Hepatitisinfektionen nahmen zu, und so beschloss ich für mich, keine Transfusionen mehr zu akzeptieren. Mein Hämoglobinwert sackte natürlich erst ab, aber ich durchschritt das HB-Tal! Sehr langsam stieg das Hämoglobin wieder an. Ich achtete jetzt auch noch mehr darauf, Blutverluste bei den Dialysen möglichst zu vermeiden. Gab es ein Blutleck im Dialysator, ließ ich mir möglichst viel Blut wieder reinfundieren. Blutkonserven brauchte ich von jetzt an nur noch bei Operationen oder anderen Zwischenfällen.

Abgeschlossen wurde damals noch ganz selbstverständlich bei laufender Blutpumpe mit Luft. Das Blut wurde bis zur venösen Nadel zurück in den Körper des Patienten gegeben. Bei Unachtsamkeit der abhängenden Pflegeperson konnte es zu einer Luftembolie kommen und bei größeren Luftmengen im Blutsystem sogar zum Tode. Deshalb hielt ich dabei immer eine Klemme in der Hand, um im Notfall selbst den venösen Schlauch abklemmen zu können. Mag sein, dass sich da manche Schwester auf den Schlips getreten fühlte.

Eine weitere Gefahr waren Thrombosen, wenn bei steigendem Venendruck die Kanüle kurz vor einem Verschluss war, wurde öfters mit einer Kochsalzspritze die Kanüle frei gespült und Koagel konnten so in die Blutbahn kommen. Manchmal überrascht es mich noch heute, dass viele diese Torturen überlebt haben.

Als Anfang der siebziger Jahre der Neubau des Robert-Bosch-Krankenhauses vor der Vollendung stand, musste ständig Neues ausprobiert werden: Neue Dialysegeräte, Dialysatoren, Schlauchsysteme, Kanülen etc.

Ich galt in dieser Zeit als Musterpatient, da ich mittlerweile technisch und dialysemedizinisch versiert war. Deshalb bekam ich meistens diese Neuerungen zum Ausprobieren. Meine Erfahrungen sollte ich an das Pflegepersonal weitergeben. Nach einer Vielzahl von Testreihen war ich es jedoch leid und sagte zu Prof. Seibold: „Jetzt reicht mir die Testerei. Ich möchte nicht immer das Versuchskaninchen sein und bei jeder Dialyse ein anderes System, eine andere Maschine oder andere Kanülen vorfinden. Ich möchte jetzt meine Maschine, mein System haben." Der Professor versprach Besserung, aber schon wenige Tage später war klar, dass er sich nicht an sein Versprechen hielt. Ich hatte schon meinen Schlafanzug angezogen als ich sah, dass an meinem Bett wieder eine fremde Maschine stand. Ich drehte mich auf dem Absatz um, zog mich wieder an und ging. Prof. Seibold lief hinter mir her: „Eberhard, komm doch!" Damals duzten mich eigentlich alle. „Nein, Herr Professor, ich dialysiere nicht mehr bei Ihnen, wenn ich andauernd neue Maschinen bekomme." Danach wurde es dann tatsächlich besser.

Für die anderen Patienten, aber auch für neue Schwestern, war ich immer der erste Ansprechpartner. „Geh zum Eberhard", hieß es dann, „der kann es dir zeigen."

Der Führerschein und die Lehre

Der Führerschein war auch so ein besonderes Thema. Als ich 1970 zu arbeiten begann, wollte ich flexibler sein und den Führerschein machen. So sprach ich Herrn Prof. Seibold darauf an, aber er reagierte sehr ablehnend darauf: „Als Dialysepatient kann man keinen Führerschein machen! Ich erlaube es Dir auf gar keinen Fall und lehne jede Verantwortung dafür ab!" Damals widersprach der Patient einem Arzt oder einer Schwester niemals. Die müssen es ja besser wissen, dachte ich, und machte widerwillig erst einmal keinen Führerschein. Es wurmte mich aber sehr, mein Leben so von anderen Menschen bestimmen zu lassen. Es dauerte nur einen Monat, bis ich mir „jetzt erst recht" sagte und mit den Fahrstunden begann.

Mein Vater hatte damals einen Mercedes, mit dem ich nach bestandener Fahrprüfung morgens ins Robert-Bosch-Krankenhaus zur Dialyse fuhr. Es war genau das gleiche Auto, das auch Prof. Seibold fuhr. Eines Morgens schaute ich in den Rückspiegel und sah Prof. Seibold hinter mir fahren. Ich parkte auf dem Besucherparkplatz ein, er fuhr in seine Garage. Als ich ins Gebäude ging, lief er mir nach. „Seit wann hast Du denn den Führerschein? Ich übernehme keine Verantwortung, wenn Dir etwas passiert!" – „Das erwarte ich auch gar nicht von Ihnen", war meine knappe Antwort.

Als zwei, drei Jahre später den Patienten die Gelder für die

Taxifahrten ganz gestrichen wurden, stellte ich den Professor zur Rede: „Wenn ich nach Hause fahren will, muss ich vom Krankenhaus mit öffentlichen Verkehrsmitteln erst die Straßenbahn zum Bahnhof nehmen, dort in eine andere Bahn nach Vaihingen umsteigen und schließlich mit dem Bus nach Hause fahren. Das Ganze würde eineinhalb Stunden dauern, mit dem Auto brauche ich 15 Minuten. Übernehmen Sie jetzt die Verantwortung?" Der Professor drehte sich nur wortlos um und ging. Ganz ungefährlich war das Autofahren, vor allem nach der Dialyse, natürlich nicht. 1974 begann man mit der Dienstag- und Freitag-Nachtdialyse am Robert-Bosch-Krankenhaus. Die Dialyse dauerte von 20 Uhr abends bis 4 Uhr morgens, anschließend bin ich nach Hause gefahren, habe etwas gegessen und hatte den Mittwoch frei. Die nächste Dialyse war in der Nacht von Freitag auf Samstag, also konnte ich vier Tage pro Woche arbeiten. Wegen der Arbeit war ich lange ein Verfechter von zwei Dialysetagen in der Woche.

In den Anfangsjahren, vor allem während meiner Bauzeichnerlehre, fühlte ich mich nach der Dialyse oft sehr schlecht. Es kam häufig vor, dass ich mit der Nierenschale auf dem Schoß heimgefahren bin. Oft habe ich an der roten Ampel erbrochen, wenn es grün wurde, ging es weiter. Ich hatte damals so einen Spruch: „Ich kann zwar keine zwei Meter mehr laufen, aber 200 Kilometer fahren geht ohne Probleme!"

Heute würde ich das Risiko nicht mehr auf mich nehmen, es ginge auch gar nicht bei dem gestiegenen Verkehrsaufkommen. Damals fuhr ich in diesen Morgenstunden ja fast alleine auf der Straße. Nur auf der Stresemannstraße musste ich besonders aufpassen. Dort standen Prostituierte und ich musste immer damit rechnen, dass der vor mir Fahrende plötzlich bremste, weil er einen Minirock am Fahrbahnrand sah. Gott sei Dank ist mir in all den Jahren nie etwas passiert.

Als es 1971 nicht zur Transplantation gekommen war, fiel mir zu Hause zunehmend die Decke auf den Kopf. Prof. Seibold hatte mir gesagt: „In die Schule kannst du als Dialysepatient nicht mehr gehen und arbeiten kannst Du auch nicht, bleib' daheim bei deiner Mama!" Ich fühlte mich inzwischen aber besser und konnte nicht immer nur zu Hause herumsitzen. So suchte ich mir eine Tätigkeit und fing als Hilfskraft in einem zahntechnischen Labor an. Diese stupiden Hilfsarbeiten füllten mich schon bald nicht mehr aus, aber ohne Ausbildung eine andere Arbeit zu finden schien fast unmöglich. Immer noch wurde ich zwei Mal in der Woche zwölf Stunden dialysiert, damit waren zwei Tage weg und es blieben nur drei Tage für die Arbeit. Eigentlich war ich in dem Alter, in dem man Abitur macht oder eine Lehre abgeschlossen hat. Ich aber hatte ja auf Anraten von Prof. Seibold das Gymnasium nach der siebten Klasse verlassen müssen. Da nach seinen Aussagen eine berufliche Rehabilitation nur nach einer gelungenen Nierentransplantation möglich sei, war meine berufliche Zukunft schlecht.

Für mich hörte sich das so an, als wäre ich nach einer Transplantation wieder gesund.

Nun war es in der prognostizierten Zeit nicht zur Transplantation gekommen und gleichzeitig fühlte ich mich aber so gut, dass ich unbedingt etwas „Vernünftiges" arbeiten wollte. Ich wollte nicht einfach nur dasitzen und auf diese hoch gelobte Transplantation warten. Mein Vater, der damals schon 38 Jahre bei der Stadtverwaltung Stuttgart beschäftigt war, vermittelte mir den Kontakt zum Tiefbauamt der Stadt Stuttgart.

Hier absolvierte ich ab 1972 eine Ausbildung zum Bauzeichner. Ich bekam einen befristeten Arbeitsvertrag, der im Falle einer Transplantation enden würde.

Transplantation

Kurz vor der Abschlussprüfung zum Bauzeichner im September 1973 wurde ich erneut nach Heidelberg zur Transplantation gerufen.

Die Operation wurde jedoch nicht wie erwartet von Prof. Röhl selbst vorgenommen, sondern von einem noch sehr unerfahrenen Assistenten.

Die Niere begann direkt nach der Operation zu arbeiten, stellte aber zwei Tage später ihre Funktion ein. Ich wurde zwei Mal nachoperiert. Durch die hohen Cortisongaben gegen die Abstoßung des Transplantats wurde ich von Tag zu Tag deprimierter. In der Kinderdialyse der Uni Heidelberg wurde ich jeden Tag dialysiert und es ging mir so, wie bei meinen ersten Dialysen im Katharinenhospital Stuttgart. Es war ein „Déjà vu"! Mir ging es schlecht, ich hatte Schmerzen, war deprimiert und die Dialysekinder lachten und hörten lautstark Musik. Alle waren fröhlich, im Radio lief fast non-stopp: „Baby I'd love you to want me" von Lobo, ich konnte es nicht mehr hören. Und wenn ich heute dieses Lied höre, kommt mir sofort diese Zeit in den Sinn.

Nach ca. 2 ½ Wochen nässte die Wunde. Die Flüssigkeit wurde untersucht und es war tatsächlich Urin, die Niere arbeitete also wieder. Die Flüssigkeitsmenge wurde täglich mehr.

An einem Sonntagmorgen um 5 Uhr dachte ich, jetzt arbeitet die Niere richtig gut. Beim Blick unter die Bettdecke auf den Verband sah ich, dass alles blutrot war. Der Student, der Nachtwache hatte, entfernte meinen Verband und eine Blutfontäne schoss aus der Wunde. Sofort kniete er sich auf die blutende Stelle und rettete mir wohl damit das Leben, denn sonst wäre ich verblutet. Die zweite Nachtwache auf der Station telefonierte Hilfe herbei. Ich kam sofort in den OP. Als ich wieder aus der Narkose aufwachte, war meine erste Frage:

„Ist die Niere raus?" Die Ärzte nickten und ich war erleichtert. Die Ursache für die Blutung war ein Leck an der Naht am Harnleiter. Der Urin, den die sich regenerierende Niere produzierte, lief durch dieses Leck in die Wundhöhle und von dort nach außen in den Verband. Der Urin löste die Fäden an der arteriellen Naht auf, die die Niere mit Blut versorgen sollte, so kam es zur arteriellen Ruptur. Während der OP hat man versucht, den Riss zu schließen – ohne Erfolg. So musste die voll funktionsfähige Niere wieder entfernt werden.

Der Arzt, der mich transplantiert hatte, sagte mir damals: „Kommen Sie in einem halben Jahr wieder, dann bekommen Sie eine Niere, die läuft dann sicher". Mir kam das sehr zynisch vor und ich antwortete: „Wie soll das gehen, schauen Sie mich an, ich wiege doch nur noch 39 Kilo". „Kein Problem", erwiderte er: „Wir haben jetzt jemanden zum sechsten Mal transplantiert und seine Niere läuft". Ich dachte nur: Das geht zu weit, mein Bauch hat doch keinen Reißverschluss, damit will ich mich jetzt gar nicht beschäftigen.

Auf diesen Arzt war ich nicht mehr gut zu sprechen. Die aufgetretenen Probleme schob ich alle auf seine Unerfahrenheit. Ich, als die damalig 100. Nierentransplantation der Chirurgischen Uniklinik in Heidelberg, war das Versuchskaninchen dieses Chirurgen gewesen.

Arbeit und Weiterbildung

Ich kam wieder zurück ins Robert-Bosch-Krankenhaus Stuttgart, um mich von der missglückten Transplantation zu erholen. Die Rekonvaleszenz ging sehr langsam voran. Immer wieder bildeten sich Abszesse und Fadenfisteln, die unter örtlicher Betäubung oder in Folgeoperationen beseitigt werden mussten.

Es dauerte 9 Monate, bis ich mich einigermaßen erholt hatte und wieder ans Arbeiten denken konnte. Aber mein Arbeitsvertrag war mit der Transplantation ausgelaufen.

So meldete ich mich wieder bei der Stadtverwaltung Stuttgart. Die Abschlussprüfung zum Bauzeichner hatte ich wegen der Transplantation nicht abgelegt, aber hier kannte man meine Fähigkeiten und sie stellten mich auch ohne Prüfung als Bauzeichner ein.

Im Herbst 1974 sprach mich ein Arbeitskollege an: Ich würde ja meine Arbeit ausgezeichnet machen, aber dabei sehr unglücklich aussehen. Ob ich schon einmal etwas von der Rehabilitation in Heidelberg gehört hätte. „Klar", antwortete ich. „Aber das ist nichts für mich, die nehmen einen nur nach einer erfolgreichen Transplantation." Der Kollege hatte etwas Anderes gehört. Ich solle mich doch erkundigen, seines Wissens gäbe es jetzt eine neue Reha-Klinik mit einer Dialysestation in Heidelberg.

Daraufhin erkundigte ich mich beim Arbeitsamt Stuttgart und es stellte sich heraus, dass es diese neue Klinik mit vielen Dialyseplätzen tatsächlich gab.

Beim Arbeitsamt musste ich zunächst einen allgemeinen Eignungstest (Idiotentest) mitmachen. Nachdem ich diesen Test bestanden hatte, wurde ich zu einem 14-tägigen Berufsfindungsseminar nach Heidelberg eingeladen. Auch hier bestand ich alle Tests. Mein Berufswunsch stand schon lange für mich fest: Ich wollte Bauingenieur werden. Die Reha-Berater und Ärzte lehnten das aber grundlegend ab. Mit meiner Behinderung sei das unmöglich, es gäbe auch noch viel zu wenig Erfahrung mit der Rehabilitation von Dialysepatienten, ich solle eine Ausbildung zum Bautechniker machen. Sollte ich diese Ausbildung problemlos absolvieren, werde ich darauf aufbauen können. Ich begann im Mai 1976 mit der Bautechnikerausbildung im Rehabilitationszentrum in Heidelberg.

Als ich nach einem halben Jahr Ausbildung das beste Zeugnis der ganzen Gruppe hatte, stellte ich einen Antrag auf Umsetzung in die Bauingenieursgruppe. Der Antrag wurde abgelehnt, es sei jetzt noch zu früh, abschließend zu beurteilen, ob ich die Ausbildung überhaupt schaffen könne.

Nach einem gut gelaufenen Jahr ließ ich mich nicht mehr so einfach abweisen. Jetzt änderten die Reha-Berater ihre Taktik. Mir wurde ein Schreckensszenario vorgeführt, wie schwer ein Ingenieursstudium sei: Jeden Tag 10 bis 12 Stunden lernen, kein freier Abend, kein freies Wochenende. Mit der Dialyse sei das unmöglich zu schaffen. All die Bangemacherei diente nur dem einen Ziel: Man wollte mich unbedingt von der Idee abbringen, mit meiner Behinderung Bauingenieur werden zu wollen.

Ich war auch tatsächlich etwas verunsichert und so beendete ich nach 2 Jahren meine Ausbildung zum staatlich geprüften Bautechniker erfolgreich. Nach der Abschlussprüfung stellte ich erneut den Antrag, ein Ingenieurstudium beginnen zu können.

Jetzt hatte sich aber die Reha-Gesetzgebung geändert und mein Sachbearbeiter im Arbeitsamt Stuttgart erklärte mir klipp und klar: „Sie haben jetzt einen für Ihre Behinderung adäquaten Beruf und werden nicht weiter gefördert!"

Mein Arbeitgeber, die Stadtverwaltung Stuttgart, bescheinigte mir, dass ich als Bautechniker überwiegend im Außendienst eingesetzt werden könne, was unter der Dialyse schwer möglich war. Es nützte nichts, das Arbeitsamt blieb hart. Diese erneute Ablehnung hatte meinen Kampfgeist geweckt.

Jetzt erst recht, dachte ich trotzig! Euch werde ich's zeigen!

Im Mai 1978 hatte ich die Bautechnikerprüfung in Heidelberg abgelegt und im September 1978 begann ich mit dem freien Studium des Bauingenieurwesens an der Fachhochschule für Technik in Stuttgart. Finanzieren konnte ich mein

Studium über BAföG. Weil ich bereits eine Ausbildung zum Bauzeichner und Bautechniker absolviert hatte, wurden mir das Büropraxissemester sowie das Baustellenpraxissemester erlassen. Das vierte Semester musste ich wegen einem Patzer in Statik wiederholen, und habe somit insgesamt ein halbes Jahr weniger als die Regelstudienzeit für mein Studium benötigt.

Die Vorlesungen fanden damals öfter nachmittags statt. In dem neuen Limited-Care-Dialysezentrum in der Vordernbergstraße in Stuttgart, das von Prof. Streicher betreut wurde, gab es noch keine Nachtschicht. Ich fuhr also zur Dialyse zu Dr. Euchenhofer nach Esslingen oder zu Dr. Lichtenberg nach Ludwigsburg, je nachdem, wo abends Platz war für mich.

Der Arzt in Ludwigsburg versuchte, mich immer wieder von seiner Drei-Stunden-Kurzzeitdialyse zu überzeugen. Montags war ich fast immer in Ludwigsburg, schaffte es aber nicht, in den 3 Stunden mein Gewicht vom Wochenende abzunehmen. Ich war immer froh, wenigstens mittwochs und freitags eine „gescheite" 5-Stunden-Dialyse in meinem Zentrum in der Vordernbergstraße zu bekommen.

Meine Beziehung zu Waltraud

Bis zum Beginn meiner Ausbildung in Heidelberg 1976 hatte ich nachmittags im Robert-Bosch-Krankenhaus dialysiert. Als die Ausbildung dann 1978 zu Ende ging, wollte ich tagsüber arbeiten und suchte ein Dialysezentrum mit einer Spät- oder Nachtdialyse. Ich erfuhr, dass Prof. Streicher in Stuttgart ein LC-Zentrum mit Spätschicht eröffnen wolle. Bei meiner nächsten Heimfahrt nach Stuttgart schaute ich mir dieses neue Zentrum an und war begeistert, vor allem auch vom Pflegepersonal, besonders von der hübschen Schwester Waltraud.

Im Mai 1978 begann ich, dort zu dialysieren.

Damals war der Personalschlüssel noch großzügiger bemessen und so fand sich während den Dialysen manchmal Zeit zum Reden und/oder für Gesellschaftsspiele. Waltraud und ich führten lange und einfühlsame Gespräche, und wir fanden uns mehr und mehr sympathisch. An einem schönen Sommerabend wollte Waltraud nach der Dialyse nach Hause laufen und ich bot ihr an, sie mitzunehmen. Von diesem Tag an fuhr ich sie dann häufiger nach der Dialyse heim. Irgendwann dann nicht mehr direkt nach Hause, sondern mit einem kleinen Umweg über die „Wangener Höhe" oder auf den „Monte Scherbelino". Meine Eltern sind öfters ausgeflippt, weil ihr Bub nach der Dialyse nicht direkt nach Hause kam. Ich hatte ein sehr enges Verhältnis zu meinen Eltern. Damit, dass ihr Sohn mit der Dialyse leben muss, hatten sie, besonders meine Mutter, große Probleme. Davon wollte sie nichts hören und sehen. Wenn etwas im Fernsehen über das Thema Dialyse kam, wurde sofort weggeschaltet. Es war schon schwer genug für beide, dass sie einen kranken Sohn hatten. Deshalb machten sie sich auch Sorgen, wenn ich mit dem Auto unterwegs war und dann nach der Dialyse nicht gleich nach Hause kam.

Schon bald ist aus der Sympathie zwischen Waltraud und mir eine feste Beziehung geworden. Ich dachte jedoch lange, niemandem zumuten zu können, mit mir und meiner Behinderung zu leben. Für unsere Beziehung war es ein großer Vorteil, dass Waltraud als Krankenschwester genau wusste, worauf sie sich mit mir einlässt. Wir waren uns auch beide dessen bewusst, dass meine Lebenserwartung stark eingeschränkt sein wird angesichts der zwei Lebensjahre, die man mir anfangs prognostiziert hatte. Als ich Waltraud kennen lernte, dialysierte ich immerhin schon neun Jahre und war damit „weit über die Zeit". Ich war sehr glücklich über unsere Beziehung und zweifelte sie doch gleichzeitig immer wieder an. Mache ich nicht durch unsere Bindung Waltrauds Leben kaputt? Lege ich ihr damit nicht nur Steine in den Weg?

1 ½ Jahre verheimlichten wir unsere Beziehung, dann haben wir uns 1979 – während einem gemeinsamen Urlaub – in Kärnten verlobt. Danach gingen wir offen mit unserer Beziehung um. Waltrauds Kolleginnen und Kollegen waren dieser Beziehung gegenüber überwiegend positiv eingestellt. Als sie uns ein Verlobungsgeschenk überreichten, kam zufällig der junge Arzt Dr. Knödler ins Zimmer. Er fragte, was denn los sei. „Ich verstehe die Welt nicht mehr", waren seine Worte, als er den Grund der Feier erfuhr, drehte sich um und ging.

Ich war mit 13 Jahren nierenkrank geworden, dialysierte seit meinem 17. Lebensjahr und hätte nie gedacht, einmal zu heiraten und eine Familie zu haben. Mit der niederschmetternden Prognose von zwei Jahren hat man keine Träume mehr!

In den vergangenen Jahren hatte ich immer wieder die Erfahrung gemacht: Solange ich die Dialyse verschwieg, konnte ich gut mit anderen Menschen umgehen und Freundschaften knüpfen. Sobald ich mein Handicap erwähnte, wendeten sich viele von mir ab. Bei Waltraud konnte ich es ja von Anfang an gar nicht verschweigen, sie wusste über mich Bescheid.

Nach gemeinsamen gründlichen und langen Überlegungen heirateten wir im September 1983. Mit der Familie, mit Freunden, Bekannten, Kollegen und Mitpatienten feierten wir drei Tage unser Fest. Waltraud und ich waren sehr glücklich, als im September 1986 unsere Tochter Daniela geboren wurde. Es war ein einmaliges, unvergessliches Erlebnis für mich, bei der Geburt Danielas dabei sein zu können.

Arbeitsalltag und Dialyse

Der entscheidende Moment in meinem Leben war die geschei-
terte Transplantation im September 1973. Die „magischen"
zwei Jahre, die mir zum Leben bleiben sollten, waren vorüber
und mir wurde klar, dass ich auch mit der Dialyse überleben,
eine Ausbildung machen und arbeiten konnte. Da hat sich
meine Haltung herausgebildet, es allen zeigen zu wollen. „Jetzt
erst recht", habe ich mir oft gesagt.

Manches war in den Anfangsjahren sogar einfacher als heute
unter dem starken Kostendruck.

Ärzte und Schwestern konnten viel mehr auf die Bedürfnisse
der einzelnen arbeitswilligen Patienten eingehen.

Die Integration und Rehabilitation von Dialysepatienten
stand damals weit oben auf der Tagesordnung. Heute hat sich
das total verändert. Die Dialysezentren sind große Unternehmen geworden.

Nach Beendigung meines Studiums im Jahr 1982 arbeitete
ich fünf Tage pro Woche und dialysierte nach der Arbeit, also
von 17 bis 22 Uhr. Danach fuhr ich nach Hause, musste etwas
essen und relaxen, konnte vor halb eins nicht einschlafen. Um
6 Uhr am Morgen klingelte der Wecker und um halb acht war
schon wieder Arbeitsbeginn. Mein Schlafdefizit aus der Woche
musste ich am Wochenende ausgleichen. Freizeit hatte ich in
dieser Zeit überhaupt keine. Das habe ich ein dreiviertel Jahr so
durchgehalten, dann war mir klar geworden, dass ein Fulltime-
job und 3 Mal wöchentlich anschließend Dialyse zu Kräfte rau-
bend für mich sind. Ich erfuhr, dass es im BAT einen Paragrafen
gibt, in dem es heißt, dass ein chronisch Kranker für die Dauer
von Arztbesuchen und Behandlungen vom Dienst freigestellt
werden kann. Mein Arbeitgeber kam mir auf dieser Grundlage
entgegen. Von da an arbeitete ich an den Dialysetagen bis 13
Uhr und an den dialysefreien Tagen die normale Arbeitszeit. Im

Rahmen meiner Möglichkeiten sollte ich die Fehlstunden nach-arbeiten. Durch diese zeitlichen Vereinbarungen verbesserte sich meine Lebensqualität zusehends. Arbeitszeiten, Dialyse und Privatleben ließen sich gut vereinbaren. Über viele Jahre klappte das hervorragend. Mitte der neunziger Jahre erhielt ich einen neuen, jungen dynamischen Vorgesetzten. Gab es bisher keinerlei Probleme mit meiner eingeschränkten Arbeitszeit bis 13.00 Uhr, drei Mal wöchentlich, so gab es sie jetzt massiv. Die drei Dialysenachmittage missfielen ihm grundlegend. Persönliche Gespräche fruchteten bei ihm nicht. Auch mein sachter Hinweis, dass auch er nicht sicher vor Krankheit und Behinderung sei, schmetterte er lachend mit den Worten ab:

„Mir passiert das nicht, ich bin kerngesund!"

In den Schwerbehindertenversammlungen der Stadt Stuttgart wurden natürlich die schönsten Sonntagsreden gehalten, dass die Integration Schwerbehinderter eine wichtige Aufgabe sei und der amtsärztliche Dienst ausdrücklich die Einstellung und Beschäftigung von Behinderten befürwortet.

In der Praxis, bei den Problemen mit meinem jungen, dynamischen Vorgesetzten, brachten mir diese Sonntagsreden aber wenig. Der Personalchef der Stadt Stuttgart setzte sich sehr für mich ein. „Sie haben Ihre Ausbildung und das Studium trotz ihrer Behinderung durchgezogen und das soll jetzt alles umsonst gewesen sein nur wegen einem neuen Vorgesetzten?"

Auf jeden Fall besserte sich das Verhalten meines Vorgesetzten zu mir von einem Tag auf den anderen, hier muss wohl jemand eingegriffen haben. In dieser Beziehung sollte ich nie wieder Ärger haben.

In den letzten Jahren wurde es im Arbeitsleben allgemein härter. Wenn sich dann noch die Situation in den Dialysezentren verschlechtert, weil man dort immer weniger flexibel auf die speziellen Anforderungen berufstätiger Patienten eingehen kann, dann hat man als Behinderter nur noch geringe Chancen auf eine dauerhafte Integration in den Arbeitsprozess. So wie es damals bei mir noch klappte, würde es heute wohl kaum noch funktionieren.

Hausumbau und –anbau

Nach Beendigung meiner Ausbildung in Heidelberg 1978 überlegte ich, wo ich weiter wohnen wollte.

Ich schlug meinen Eltern vor, das Dachgeschoss in ihrem Haus auszubauen.

Nach unserer Verlobung hatten Waltraud und ich hier unsere gemeinsame Dreizimmerwohnung.

Die Badezimmerinstallation habe ich gemeinsam mit einem Mitpatienten gebaut. Er war vor seiner Dialysezeit Flaschner gewesen und wurde mit mir im Robert-Bosch-Krankenhaus dialysiert. Als ich ihn fragte, ob er mir helfen könne, meinte er zunächst: „Nein, das kann ich nicht mehr, das habe ich schon so lange nicht mehr gemacht." Ich konnte ihn überzeugen und wir haben tolle Arbeit geleistet, das Bad hält noch heute.

10 Jahre später haben Waltraud und ich das Haus komplett umgebaut. Ich erstellte die gesamte Planung, die Ausschreibungen, führte die Vergabeverhandlungen mit den Unternehmen und erteilte die Aufträge. Während der Bauzeit führte ich die Bauaufsicht. Mit dem Polier habe ich morgens vor der Arbeit besprochen, was wie auszuführen ist. Nach der Arbeit kam die Dialyse, es war schon eine besonders anstrengende Zeit. Bis in die Puppen haben meine Frau Waltraud und ich gearbeitet, vor allem am Innenausbau. In dieser Zeit bin ich wirklich zum Ausruhen zur Dialyse gegangen. Aber ich war so hoch motiviert, dass ich es gut überstanden habe, heute würde ich das sicher nicht mehr schaffen. Es gab auch viele Pannen während des Baus, einmal lief die Baugrube der Anbauten nach

einem starken Regen voll Wasser. Da mussten wir nachts im Schlafanzug raus, einen Pumpensumpf graben und das Wasser auspumpen.

Eineinhalb Jahre dauerte die Bauphase, in dieser Zeit ist mein Vater gestorben, wenig später dann Waltrauds Vater. Ich habe immer sehr bedauert, dass unsere Väter nicht mehr sehen konnten, wie schön das Haus geworden ist. Es hätte ihnen garantiert gefallen.

Schmerzen und Therapie

In den Anfangsjahren meiner Dialyse wurde Valium als Beruhigungsmittel und Novalgin/Valoron als Schmerzmittel während der Behandlung verabreicht. Nach der gescheiterten Transplantation 1973 hatte ich über drei Jahre einen Eiterbauch und die Valoron-Dosis musste stark erhöht werden, sodass ich davon abhängig wurde. Zu Beginn meiner Technikerausbildung unterzog ich mich in den Sommerferien 1976 in Heidelberg freiwillig einem Entzug. Von 1976 bis 1992 nahm ich kein Valoron mehr. Wegen der zunehmenden Knochen- und Gelenksschmerzen bekam ich dann Valoron N. Hier ist die Suchtgefahr zwar etwas geringer, aber aufpassen muss man trotzdem.

Die Einstellung der Ärzte zu Schmerzmitteln hat sich zwischenzeitig, dank den Erkenntnissen der Schmerzforschung, positiv verändert. Mit der Schmerztherapie sind die durch die langjährige Dialyse bedingten Knochen- und Gelenkschmerzen gut zu ertragen.

Ich glaube, dass es sehr wichtig ist, wie man mit den Schmerzen und mit seiner Krankheit umgeht. Der Eine hat Kopfschmerzen, stöhnt und klagt, dass er unmöglich aufstehen und arbeiten kann. Der Andere hat die gleichen Kopfschmerzen, sein Leben lang, er kennt es nicht anders, aber er ist trotzdem aktiv, geht arbeiten und klagt kaum darüber. Die Menschen reagieren sehr unterschiedlich und Schmerzen sind deshalb auch relativ. Aber natürlich hinterlassen fünfunddreißig Jahre mit einer chronischen Krankheit ihre Spuren. Trotzdem bin ich froh, dass es die oft verteufelte Apparatemedizin Dialyse als Nierenersatztherapie überhaupt gibt. Wenn man bedenkt, dass man mir 1969 nur zwei Jahre gegeben hatte, geht es mir verhältnismäßig gut. Ich rede aber nicht gerne darüber. Man soll nichts beschreien, sage ich mir oft. Alles kann sich von heute auf morgen ändern. Von meinem Vater habe ich einen Wahlspruch mitbekommen. Immer wenn zuhause etwas Neues gleich kaputt ging, sagte er: „Was kaputt ist, hält am längsten" – und so ist es offensichtlich auch bei mir.

Natürlich habe ich auch Phasen, in denen ich Angst habe, vor allem, wenn es nicht so gut läuft. Aber ich könnte nicht so leben wie viele andere Dialysepatienten, für die der wichtigste Lebensinhalt die Dialyse selbst ist, die ständig von einer Dialyse zur nächsten Angst haben. Nur in Angst könnte ich nicht leben.

Heimdialyse und Familienleben

Heimdialyse lehnte ich zunächst die ganzen Jahre über kategorisch für mich ab. Ich war der Meinung, dass es für meine Frau und unsere Tochter schon belastend genug sei, jeden Tag einen kranken Mann und Vater zu Hause zu haben. Da muss ich nicht noch die gesamte Behandlung nach Hause bringen. Unsere Tochter Daniela wusste zwar, dass ich zur Dialyse gehe und dass die Mama auf der Dialyse arbeitet. Sie hatte mich schon als Kleinkind öfter im Dialysezentrum während der Dialyse besucht, aber ich wollte nicht, dass sie mich zu Hause so „hilflos" daliegen sieht.

Aus meinen Gesprächen mit langjährigen Heim-Hämodialysepatienten kam erschwerend hinzu, dass ich mir sicher war, als Heimdialysepatient auf lange Zeit von allen technischen Neuerungen ausgeschlossen zu sein. Als wir im LC-Zentrum schon viele Jahre mit Kapillardialysatoren behandelt wurden, hörte ich immer noch von Heimdialysepatienten, die zu Hause einen selbstbespannten Kiil-Plattendialysator verwendeten. Ich hatte ja selbst miterlebt, wie rasant sich die Dialysetechnik verändert hatte, und davon wollte ich auch profitieren. Also sagte ich zu Waltraud: „Ich gehe nie in die Heimdialyse, da kriegt man immer den technischen Schrott und den behält man dann auch!"

Im Jahre 1993 wurde mein LC-Dialysezentrum ein Bestandteil des „Nephrologischen Zentrums Stuttgart". Die Patientenzahlen stiegen an, darunter viele schwer- und schwerstkranke Menschen. Meine bisherigen Dialysezeiten passten nicht mehr in die straffe Organisation des Zentrums. Bis 13.00 Uhr ging meine Arbeitszeit, dann sofort zur Dialyse fahren, um vor der Mittagsbesprechung des Pflegepersonals angeschlossen zu sein. Anfangs erhielt ich noch ein Mittagessen an der Dialyse. Da aber durch eine große Mahlzeit während der Dialyse viele Patienten Kreislaufprobleme bekamen, sollten nun alle Patienten vor der Dialyse essen. Aus den geschilderten Zeitgründen schaffte ich das aber meist nicht. Ich hatte während der Arbeit nur ein Brot gegessen und sollte jetzt noch die ganze Dialyse ohne Mahlzeit überstehen. Ich habe meinem Unmut darüber dann deutlich Luft gemacht: „Ich muss am Arbeitsplatz meinen Mann stehen, muss mir aber hier vorschreiben lassen, wann ich zu kommen und wann ich zu essen und zu trinken habe, nur damit ich den Ablauf nicht störe." Es ist mir klar, dass man eine bestimmte Menge von Patienten braucht, um die Maschinen wirtschaftlich auszulasten, aber die große Zahl von Patienten, die heute in den Zentren dialysiert werden, geht eindeutig auf Kosten einer individuellen Betreuung.

Kurz und gut: Es musste eine Veränderung für mich her. Waltraud hatte mich schon lange zur Heimdialyse gedrängt, jetzt war der Zeitpunkt gekommen. So sprach ich mit Prof. Schneider, dass ich mit einer technisch aktuellen Ausstattung zu Hause dialysieren möchte. Er veranlasste das Notwendige in Zusammenarbeit mit der Patienten-Heimversorgung in Bad Homburg. Mit der Erstgerätelieferung gab es dann, wie erwartet, einige Aufregung. Ich bekam einen Veteran von Dialysemaschine mit langer Laufzeit und zerkratztem Gehäuse.

Dank der guten Arbeit unseres Dialysetechnikers Fridolin Schetter, der die entsprechenden Altteile ersetzte, hatte ich dann eine Maschine, die vielleicht technisch besser war als so manche im Zentrum. Ich bin der Meinung, dass die medizinischen und technischen Vorrausetzungen für die Heimdialyse optimal sein müssen. Sollte es dennoch technische Probleme zu Hause geben, so muss ein Techniker schnell erreichbar sein.

Nach einer kurzen Eingewöhnungszeit lernte ich rasch die Vorteile der Heimdialyse kennen und schätzen. Am schönsten ist die zeitliche Flexibilität. Ich muss heute nicht mehr um Punkt ein Uhr meinen Bleistift hinlegen, sondern ich kann das Büro verlassen, wenn es passt.

Wir dialysieren üblicherweise jeden zweiten Tag, wenn ich von der Arbeit nach Hause komme. Durch dieses Dialyse-Regime entfällt das lange Wochenendintervall, die diätischen Einschränkungen sind so geringer, die Giftstoffe steigen im Blut nicht so stark an und so ist die Dialyse verträglicher für mich.

Natürlich ist man auch während der Dialyse zu Hause wesentlich freier als im Zentrum.

Wenn ich lesen will, dann lese ich, wenn ich schlafen will, dann schlafe ich. Im Zentrum ist man ja nie ungestört.

Als wir mit der Heimdialyse begannen, war es für unsere 7-jährige Tochter Daniela toll, dass ich für sie Zeit hatte.

Während der Dialyse konnte ich mit ihr spielen, Videos schauen, gemeinsam Hausaufgaben machen oder uns einfach nur unterhalten. Ich habe durch die Heimdialyse wirklich Zeit für die Familie, ich kann ja nicht weglaufen und sagen: „So, jetzt muss ich unbedingt den Gartenzaun streichen!"

Daniela hat das immer sehr genossen. Es kam vor, dass sie morgens beim Frühstück fragte: „Dialysieren wir heute?" Wenn ich dann sagte, „nein, wir haben doch erst gestern dialysiert", dann war sie regelrecht enttäuscht, weil der Familientreff ausfiel. Ich hatte nie das Gefühl, dass Daniela durch die Dialyse sehr belastet wird. Beim Punktieren haben wir sie anfangs nicht so gerne zuschauen lassen, das musste sie so früh nicht unbedingt mitbekommen, alles andere hatte bestimmt keinen negativen Einfluss auf sie. Wir haben ihr immer alle Fragen, die im Zusammenhang mit der Dialyse von ihr gestellt wurden, wahrheitsgemäß beantwortet. Sie hat uns nie zu verstehen gegeben, dass sie die Dialyse belastet.

Auch für die Beziehung zwischen Waltraud und mir war die Heimdialyse förderlich, obwohl ich nicht die ganze Zeit während der Dialyse Kommunikation brauche. Da sage ich dann schon einmal: „Hast du nichts zu tun? Geh doch mal in den Garten, ich will jetzt lesen oder einfach nur meine Ruhe haben." Probleme lösen möchte ich während der Dialysezeit sowieso nicht, da während der Dialyse leicht aus jeder Mücke ein Elefant wird. Wichtige Entscheidungen müssen da bis zum nächsten Tag warten.

Natürlich gab es während und mit der Heimdialyse über die Jahre auch das eine oder andere medizinische oder technische Problem, dies konnte in der Regel schnell behoben werden.

Dialyseverband

1975 wurde der Verband der Dialysepatienten Baden-Württemberg e. V. von Patienten aus dem Katharinenhospital in Stuttgart und Herrn Prof. Streicher gegründet. Damals bekam ich darüber keine Information, denn ich wurde ja im Robert-Bosch-Krankenhaus behandelt. Während meiner Zeit in Heidelberg trat ich dem „Dialyseverband Rhein-Neckar e. V." bei und habe gemeinsam mit dem Klinikseelsorger Veranstaltungen für Dialysepatienten in der Rehabilitation organisiert. Das war allerdings manchmal recht frustrierend: Kurz vor Weihnachten, wenn es hieß, es gäbe Geschenke, war der Saal voll, die übrige Zeit des Jahres kamen nur eine Hand voll Interessierte. Im Übrigen wurde es gar nicht so gerne gesehen, wenn die Patienten sich engagierten und informierten. Gut informierte Patienten sind eben auch kritische Patienten.

Als ich 1978 wieder zurück nach Stuttgart kam, trat ich in den Verband Baden-Württemberg ein und war zeitweise im Vorstand tätig. Waltraud und ich arbeiten bis heute gerne ehrenamtlich mit. Unser Aufgabengebiet umfasst das Info-Telefon und den Broschürenversand.

Für viele Mitpatienten, die noch nicht so lange dialysiert werden, bin ich sicherlich eine Art Vorbild. Auch ich hatte so eine „graue Eminenz": den Sportreporter Adi Furler. Er kam zwei Jahre vor mir an die Dialyse und immer, wenn ich ihn im Fernsehen sah oder etwas von ihm hörte, freute ich mich, dass er noch lebte.

Auch er hat Heimdialyse gemacht, wurde dann transplantiert und ging in Rente. Nie hätte ich gedacht, dass ich mit den prognostizierten zwei Lebensjahren im Jahr 2005 noch lebe und vielleicht auch mal das Rentenalter erreichen könnte. Ich denke, jeder Mensch braucht einen anderen, an dem er sich ein bisschen orientieren kann.

Durch das Info-Telefon unserer Selbsthilfegruppe können wir anderen nierenkranken Menschen Tipps und Ratschläge weitergeben.

Mir war es immer wichtig, ein möglichst normales Leben zu führen und dazu gehört eben auch die Arbeit. Ich habe die Mitpatienten nie verstanden, die sich sofort nach der Diagnosestellung berenten ließen. Oft habe ich denen das auch deutlich gesagt, was natürlich nicht in jedem Fall so gut ankam.

Tod und Glauben

Gezwungenermaßen habe ich mich im Laufe der Zeit immer wieder mit dem Tod auseinander setzen müssen. In den Anfangsjahren erfuhren wir nicht, wenn ein Mitpatient verstorben war. Bei der folgenden Dialyse lag einfach jemand anderes im Nachbarbett. Wenn man nachfragte, hieß es nur: Herr oder Frau Sowieso kommt nicht mehr. Einen offenen Umgang mit dem Tod gab es erst viel später.

Mich beschäftigt jeder Tod eines Mitpatienten sehr lange. Manchmal musste ich miterleben, wenn der Nachbar ein „Schlägle" bekommen hatte und es nicht zu übersehen war, wie es von Mal zu Mal schlechter bei ihm wurde. Manche trugen zur Verschlechterung ihres Zustandes durch ihren undisziplinierten Lebenswandel (Trinkmenge, Diät) selbst bei. Manchmal habe ich geradezu ein schlechtes Gewissen, dass ich noch lebe, wo doch schon so viele Mitpatienten sterben mussten. Deshalb gehe ich auch nicht gerne „hausieren" mit meiner langen Dialysezeit. Viele Patienten erleben ähnliche Gewissensprobleme, wenn sie transplantiert worden sind. Sie kommen nur schwer damit zurecht, dass jemand sterben musste, damit sie leben. Was ja nicht stimmt, da der Spender ohnehin gestorben wäre.

Der Tod war und ist in unserer Familie auch ein Thema, wir haben oft darüber gesprochen, beschäftigen uns auch mit der Zukunft und haben ein Patiententestament gemacht. Natürlich habe ich auch Phasen, in denen ich Angst habe, vor allem wenn es gesundheitlich gerade nicht so gut läuft. Für mich als chronischen Patienten, der schon so lange lebt dank der oft so schlecht geredeten Apparatemedizin, stellt sich oft die Frage, wer wann welche Geräte abstellen darf. Die Beantwortung dieser Frage ist auch für Mediziner heikel und nicht so einfach. 1986 hätte kaum jemand noch einen Pfifferling für mich gegeben, als ich nach einer Infektion ein interstitielles Lungenödem hatte und in ein künstliches Koma gebracht wurde. Meine einzige Überlebenschance war damals eine Überdruckbeatmung. Waltraud, die damals gerade im zweiten Monat schwanger mit Daniela war, stimmte diesem Therapievorschlag meiner Ärzteschaft um Prof. Streicher zu. In der kritischen Phase, als man mich wieder aus dem Koma erwachen ließ, kam Prof. Streicher zur Visite auf die Intensivstation. Noch intubiert, kritzelte ich ihm mit krakeliger Schrift: „Bitte helfen Sie mir!" Prof. Streicher antwortete unter kräftigem Nicken schriftlich mit einem „O.K."

Unbeschadet durfte ich wieder aus dem Koma erwachen. Als Waltraud und ich in der anschließenden Rekonvaleszensphase über die Intensivstation spazierten, freute sich das gesamte Pflegeteam, mich wieder auf den Beinen zu sehen.

Erst jetzt wurde mir richtig bewusst, dass ich dem Tode nur knapp entronnen war.

Viele Jahre durfte ich bis heute seit diesem Vorfall weiterleben. Im September 2004 wurde Daniela volljährig und ich bin dankbar, dass ich sie so weit begleiten durfte. Gerne möchte ich mit Waltraud und ihr weiter durchs Leben gehen.

Ich bin katholisch erzogen worden, war als Junge Ministrant. Ich glaube, dass es irgendeine Macht gibt, die alles lenkt, egal, ob man sie Gott, Allah oder wie auch immer nennt. Auf mich muss diese Macht schon etwas mehr Acht gegeben haben, sonst hätte ich wohl kaum bis heute überlebt. Ich denke, ich bin sehr behütet worden.

Immer wieder sagen manche Menschen, so eine Krankheit sei eine Prüfung. Ich kann das nicht so sehen, wofür soll ich geprüft oder gestraft werden. Als ich krank wurde, hatte ich gewiss noch nichts Schlimmes verbrochen, für das ich hätte büßen müssen.

Einen engen Kontakt zur katholischen Kirche habe ich allerdings nicht mehr. Das liegt sicher auch daran, dass Waltraud und Daniela evangelisch sind, da fehlt dann die Gemeinsamkeit, aber wir fühlen uns als eine christliche Familie.

Gegenwart und Zukunft

Eine chronische Langzeitbehandlung hinterlässt ihre Spuren. Meine Grunderkrankung (Cystinose) macht mir starke Probleme mit den Augen.

Die Amyloidose, die bisher noch nicht wirksam behandelt werden kann, verursacht massive Probleme an Knochen und Gelenken, an Sehnen und Muskeln. Im Prinzip bin ich immer noch eine Art „Versuchskaninchen", jetzt eben bezogen auf die Spätfolgen jahrzehntelanger Dialysebehandlungen. Nach meinem schief gelaufenen Transplantationsversuch mit nachfolgenden jahrelangen Problemen, hatte ich mich gegen eine erneute Transplantation entschieden. Ich wählte für mich den „Spatz in der Hand", (weiterleben mit der Dialyse) und ließ die „Taube auf dem Dach" (gelungene Transplantation) sitzen. Höchstwahrscheinlich wären die Spätfolgen dieselben oder potenziell andere, durch die notwendige Gabe von Immunsuppressiva dazu gekommen. Auch eine gelungene Nierentransplantation ist eine Nierenersatztherapie, welche die eigene Nierenfunktion nicht vollständig ersetzen kann.

Ich denke, dass ich für mich die richtige Entscheidung getroffen habe.

Ohne meine Familie hätte ich oft nicht die Kraft gehabt, mit vielen Widrigkeiten so fertig zu werden, wie es mir bisher gelungen ist. Die Familie ist das, wofür ich lebe und arbeite. Gab es Komplikationen oder Krisen, war das Wichtigste, immer zu wissen, dass es einen Rückhalt gibt, Menschen, die bedingungslos zu mir stehen. Ich bin froh und dankbar, meine Lieben an meiner Seite zu haben.

Was die Zukunft an neuen Therapiemöglichkeiten, an neuen oder weiterentwickelten Nierenersatztherapien bringt, kann man natürlich noch nicht voraussagen. Im Prinzip bin ich sicher 50 Jahre zu früh krank geworden, aber spät genug, dass mir mit der chronischen Dialysebehandlung zum Überleben geholfen werden konnte. Wer weiß, vielleicht gibt es irgendwann eine implantierbare künstliche Niere. Vielleicht bringt die Stammzellenforschung völlig neue Möglichkeiten. Wie stark eine einzige Entdeckung alles verändern kann, haben wir Dialysepatienten mit EPO erlebt.

Zu meinem 30-jährigen Dialysejubiläum habe ich ein großes Fest gefeiert. Ärzte und Pflegepersonal, zurück bis zu meinen Dialyseanfängen, die ich finden konnte, hatte ich eingeladen, mit mir dieses Jubiläum zu feiern. Es war ein freudíges Wiedersehen und es konnten viele Erinnerungen ausgetauscht werden.

Leider waren Prof. Streicher und Prof. Seibold zwischenzeitig schon verstorben.

Dank

Abschließend möchte ich an dieser Stelle Herrn Prof. Dr. Erich Streicher danken, dass er mich 1969 als damals jüngsten Dialysepatienten in Stuttgart (17 Jahre) in sein chronisches Dialyseprogramm aufgenommen und mir dadurch eine Überlebenschance gegeben hat. Nicht minder bedanken möchte ich mich bei allen mich behandelnden Ärzten für die oft glückliche Hand bei ihren Diagnosen und Therapien sowie bei allen mich in dieser langen Zeit betreuenden Pflegepersonen, Technikern und sonstigen Personen.

Ein Sprichwort sagt: „Hinter jedem erfolgreichen Mann steht eine starke Frau." Auf unsere Situation übertragen ist das so. Ohne meine Familie und vor allem ohne meine Ehefrau Waltraud, hätte ich wohl einige kritische Phasen der letzten Jahre nicht durchstehen können. Deshalb gehört ihr mein allerherzlichstes „Dankeschön."

Die Familie eines Dialysepatienten erzählt

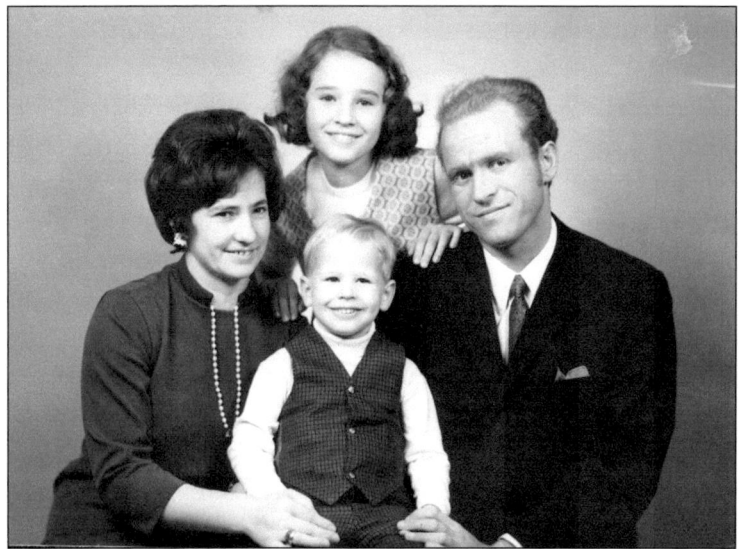

Dieter Schollenberger (*21.07.1941, †6.11.1998)

Die Ehefrau Helga Schollenberger

1968 stellte sich heraus, dass mein Mann Probleme mit den Nieren hatte. Im Katharinenhospital wurde ein Nierenversagen festgestellt, man begann mit Peritonealdialyse. Kurz vor Weihnachten legte man ihm einen Gefäßzugang und am 6. Januar 1969 wurde die erste Hämodialyse durchgeführt. Mein Mann war zu diesem Zeitpunkt 27 Jahre alt, ich ein Jahr jünger. Wir hatten zwei Kinder: Frank, eineinhalb Jahre und Heike, achteinhalb Jahre alt.

Mein Mann hatte schon zuvor viele Jahre Schwierigkeiten mit den Nieren. Auslöser war ein Betriebsunfall noch in seiner Lehrzeit als Automechaniker 1956. Er fuhr mit dem Fahrrad von der Arbeit nach Hause und wurde von einem Lastwagen überfahren. Es kam in der Folge zur Vereiterung im Knochenmark am Bein. Insgesamt wurde mein Mann wenigstens 14 Mal operiert. Die Medikamente gegen die Vereiterung und die vielen Narkosen zogen die Nieren in Mitleidenschaft.

Die eigentliche Krise machte sich dadurch bemerkbar, dass er während der Arbeit fast nichts mehr sehen konnte. Als er zu seinem Hausarzt ging, um sich eine Überweisung zum Augenarzt zu holen, maß der Arzt den Blutdruck. „Sie brauchen nicht zum Augenarzt, sie müssen sofort ins Krankenhaus", hieß es dann. Der systolische Wert lag über 300 mmHG.

Im Krankenhaus in Vaihingen wurde eine Funktionsstörung der Nieren festgestellt. Als er nach sechs Wochen entlassen wurde, sagte mir ein Arzt klipp und klar: „Es gibt nur zwei Möglichkeiten. Entweder die Nieren erholen sich von alleine, oder ihr Mann stirbt im nächsten Vierteljahr." Von einer Dialyse war damals nicht die Rede.

Ich wollte mich damit nicht so einfach abfinden, ging zur Krankenkasse und fragte nach der Dialyse als Behandlungsmöglichkeit. Ich hatte gelesen, dass es so etwas in Freiburg gebe. „Ja, aber da hat Ihr Mann überhaupt keine Chance, die Wartezeiten sind viel zu lang!"

Als unser Hausarzt einige Wochen später Urlaub hatte, vertrat ihn eine junge Ärztin. Bei einem Besuch sagte sie meinem Mann: „Mein Vater ist Internist und kennt einen Dr. Streicher, der Nierenkranke mit speziellen Maschinen behandelt. Geholfen werden kann Ihnen sicher nur im Katharinenhospital."

Dieser Zufall, dass ausgerechnet zu diesem Zeitpunkt unserer Hausarzt seinen Urlaub nahm und von einer Ärztin vertreten wurde, die über ihren Vater von Dr. Streicher und der Dialyse gehört hatte, rettete meinem Mann das Leben.

Ein viertel Jahr lag mein Mann im Katharinenhospital. Die Nieren hatten zu Beginn noch eine Restfunktion und schieden etwas Urin aus. Sehr plötzlich kam es dann zum völligen Nierenversagen. Der Körper meines Mannes war voller Wasser, er konnte auch nicht mehr liegen, sondern sich nur noch halten, indem er sich über den Betttisch legte. Bei jedem Atemzug kam Blut. In diesem Moment wurde dann sehr schnell mit der Peritonealdialyse begonnen. Dr. Streicher sagte mir: „Wenn es gut geht, überleben die Patienten drei Jahre Dialyse." Diese Prognose sollte sich bei vielen bewahrheiten, denn von den Patienten, die wir 1969 kennen lernten, sollten nur wenige länger als drei Jahre leben.

Von der Peritonealdialyse habe ich selber nichts mitgekommen. Es war auch klar, dass die PD nur vorübergehend eingesetzt würde, bis der Shunt operiert wäre. Während der Peritonealdialysezeit ging es meinem Mann sehr schlecht. Er musste sich ständig übergeben, konnte nichts essen. „Am liebsten würde ich sterben", sagte er nicht nur einmal. Es gelang mit der Dialyse auch nicht, das Wasser aus dem Körper zu ziehen, sodass sich die dadurch verursachten Beschwerden nicht besserten.

Ich wurde zur Diätberatung geschickt. Dort erfuhr ich aber eigentlich nur, was er alles nicht essen durfte. Empfohlen wurde die Kartoffel-Ei-Diät, wobei die Kartoffeln und das Gemüse lange gewässert werden sollten, um das Kalium zu reduzieren. Ehrlich gesagt wusste ich nach der Beratung überhaupt nicht mehr, was ich kochen sollte, denn das, was man kochen durfte, schmeckte nicht. Es gab auch einen speziellen Brotaufstrich zu kaufen, der aber kaum genießbar war.

Die ersten Monate in der Hämodialyse war eine furchtbare Zeit, weil mein Mann aufgrund des Salzmangels schreckliche

Krämpfe hatte. Es dauerte lange, bis die Dialysatmischung auf seine Bedürfnisse richtig eingestellt war. Die Krämpfe waren so schlimm, dass wir ihn zu zweit oder zu dritt die Treppe in unsere Wohnung hochschieben mussten. Er konnte nicht laufen, sich aber auch nicht ins Bett legen. Häufig legte er sich die ersten Stunden nach der Dialyse auf den Boden.

Die Dialysen dauerten zehn Stunden, wobei oft wegen der Krämpfe unterbrochen werden musste. Dann wurde mein Mann abgehängt, um sich zu „erholen". Dialysiert wurde zwei Mal in der Woche am Montag und am Donnerstag.
Wir mussten ihn selbst zum Katharinenhospital bringen und auch nach der Dialyse wieder abholen, von der Krankenkasse gab es damals noch keinerlei Zuschuss zu den Fahrtkosten. Wegen seines schlechten Zustandes nach der Dialyse musste er liegend transportiert werden. Er hatte immer die Brechschale in der Hand, wenn er die Station verließ.

Die Tage zwischen den Dialysen brauchten die Patienten zur Erholung. Nach der Dialyse am Montag war Mittwoch der beste Tag und am Donnerstag ging das Elend dann von vorne los.

Anfangs waren es drei, später fünf Patienten, die in einem Raum dialysiert wurden. Das Erschreckende war, dass immer wieder jemand fehlte. Mehr als die Hälfte der sehr jungen Patienten sind in den ersten drei Jahren gestorben.

Wir erlebten in den ersten Jahren auch immer wieder dramatische Zwischenfälle, meist aufgrund technischer Defekte. Schläuche platzten und Blut lief in den Spulentopf, mein Mann hatte auch einmal eine Luftembolie.
Zu einer besonders lebensbedrohlichen Situation kam es, als

beim Abhängen der Blutschlauch in den Topf gefallen war. Erst als mein Mann die Augen verdrehte und das Bewusstsein verlor, stellten die Pflegekräfte fest, was passiert war. Er bekam eine Blutvergiftung, ich wurde sofort angerufen und gebeten, so schnell wie möglich ins Krankenhaus zu kommen. Es war nicht sicher, ob er die Situation überleben würde.

Dieser Zwischenfall gab den entscheidenden Impuls für die Heimdialyse. Wir waren der Ansicht, dass die Dialyse zu Hause sicherer war, auf jeden Fall hatten wir dann alles selbst in der Hand.

Mit dem Shunt hatte mein Mann kaum Probleme. Insgesamt dialysierte er zwanzig Jahre, in dieser Zeit bekam er nur einen neuen Shunt.

Dr. Streicher hat uns in diesen ersten Jahren immer wieder aufgerichtet. Er sprach auch privat viel mit den Angehörigen, nahm uns die Angst davor, dass die Krankenkassen vielleicht eines Tages nicht mehr zahlen würden. Er machte uns Mut, dass immer wieder neue Techniken erfunden würden, wir sollten uns nicht unterkriegen lassen. Dr. Streicher kümmerte sich wirklich um alle Probleme selbst. Als wir während der Heimdialyse Probleme mit einer Nachbarin bekamen, die angeblich wegen der Geräusche der Maschine nicht mehr schlafen konnte, sorgte er dafür, dass wir eine amerikanische Maschine bekamen, die extrem leise arbeitete.

Allerdings wollte er uns zunächst den Kiil-Pattendialysator mit nach Hause geben. Das lehnte ich rundheraus ab, und so bekamen wir von Anfang an einen Kapillardialysator. Mein Mann hatte die Kapillare während einer Urlaubsdialyse kennen gelernt und zu Dr. Streicher gesagt: „Nur mit einer Kapillare gehe ich in die Heimdialyse!"

Die gesamten fünf Jahre, in denen mein Mann im Katharinenhospital dialysiert wurde, brachten ich oder mein Vater ihn
morgens zur Dialyse und holten ihn abends wieder ab.

Ich war zunächst berufstätig als Weberin und machte dann
eine kaufmännische Ausbildung. Mein Mann konnte nicht
mehr arbeiten und war der Hausmann in unserer Familie.

Mit der Heimdialyse kamen wir von Anfang an hervorragend
klar. Wir dialysierten nachts, denn ich arbeitete ja tagsüber.
Wir dialysierten drei Mal in der Woche und es kam nur noch
ganz selten zu Krämpfen. Es ging meinem Mann dann wirklich sehr gut.

Am Anfang punktierte sich mein Mann selbst, bei seinem
zweiten Shunt war es eine Rollvene und er überließ mir die
Punktion. Das Punktieren hat uns nie Probleme bereitet, es
klappte eigentlich immer auf Anhieb.

Ich hatte am Anfang große Angst vor dem Punktieren. Die
Maschine zu bedienen, das traute ich mir ohne weiteres zu.
Meinen Mann zu punktieren konnte ich mir vor der Heim-
dialyse überhaupt nicht vorstellen. Dr. Streicher sagte zu mir:
„Sie glauben gar nicht, was Sie alles können, wenn Sie es müs-
sen!“

An die Ernährungsempfehlungen hielten wir uns nicht immer,
dann hätte mein Mann gar keine Kraft mehr gehabt. Am Anfang nahmen wir aus Unsicherheit und Angst die Vorschriften
noch sehr genau, bald wurden sie aber auch von den Ärzten
gelockert. Dr. Streicher sagte einmal: „Bei diesem Essen stirbt
jeder“. Er ließ die Patienten während der Dialyse auch schon
mal einen Schnaps trinken, der Alkohol wurde sofort wieder
herausfiltriert, die Kalorien aber blieben. Die Einstellung zur
Ernährung änderte sich im Laufe der Zeit radikal, vor allem,
nachdem drei Mal in der Woche dialysiert wurde.

Das Schlimmste für meinen Mann war die Trinkmengenbeschränkung. Wenn er in der Nacht aufstand, war ich sofort hellwach. Ich wusste sofort: Jetzt geht er wieder an den Wasserhahn. Er hatte eine wahre Gier nach Wasser. Mehr als 500 ml am Tag sollte er aber nicht trinken. Musste bei der Dialyse zu viel Wasser entzogen werden, waren eben Krämpfe die Folge, gegen die dann hoch konzentriertes Kochsalz gespritzt wurde, was natürlich wieder zu großem Durst führte.

Das Verhältnis der Patienten untereinander war sehr gut. Wir unternahmen Ausflüge zusammen, die Patienten gingen miteinander kegeln. Die Verbindungen untereinander waren sehr eng, deshalb waren auch alle jedes Mal sehr betroffen, wenn ein Mitpatient starb.

Auch das Verhältnis zum Personal war in diesen Anfangsjahren enger als heute. Zum Teil waren die Schwestern sogar bei Ausflügen dabei.

Mein Mann hatte oft Angst, wer morgens zum Punktieren kam. Die Schwestern konnten es in der Regel besser, bei den Ärzten klappte es häufig überhaupt nicht.

Am Dialysetag brachte ich die Kinder zu meiner Mutter und arbeitete oft 10 Stunden. Ich wusste meinen Mann ja versorgt. An den Tagen zwischen den Dialysen ging es ihm ja meist schlecht und ich konnte ihn nicht so lange mit den Kindern allein lassen.

Die Arbeit brachte mich immer ein bisschen auf andere Gedanken und ließ mich für kurze Zeit die Sorgen vergessen.

Zur Angst um die Gesundheit und das Leben meines Mannes kamen noch finanzielle Probleme. Genau in dem Jahr, in dem mein Mann krank wurde, hatten wir eine Eigentumswohnung gekauft. Als er nicht mehr arbeiten konnte, war es absolut unklar, ob wir die Wohnung halten konnten oder sie verkaufen müssten.

Die meisten sozialen Kontakte, die wir vor der Krankheit hatten, brachen zunächst einmal ab. Wir gingen kaum noch zu Feiern oder Festen, mein Mann durfte ja nichts mehr trinken. „Was soll ich da rumsitzen?", meinte er. Nach einiger Zeit lebte ein Teil dieser Kontakte wieder auf, die Bekannten verstanden jetzt, warum mein Mann nichts trinken konnte. Von manchen wurden wir aber auch regelrecht allein gelassen. Mit dieser schweren Krankheit wollten sie nichts zu tun haben und nichts davon hören.

Dafür hatten wir viele Kontakte zu anderen Dialysepatienten und deren Familien.

In der ersten Zeit gab es keine Hilfe- und Betreuungsangebote. Nach einigen Jahren wurde dann der Dialyseverein gegründet, um die Kontakte untereinander zu pflegen, vor allem aber auch, um Verbesserungen bei der finanziellen Unterstützung durch die Krankenkassen zu erreichen. Dann wurde es Schritt für Schritt besser. Weil auch die Ärzte in den Verein eingebunden wurden, gab es Vorträge und Informationen, die Patienten erfuhren so mehr über ihre Krankheit und neue Therapieverfahren. Bald gab es auch individuelle Gesprächs- und Betreuungsangebote.

Am Anfang hatte keiner Erfahrung mit der Dialyse als Dauertherapie. Niemand konnte sich vorstellen, dass man länger als drei Jahre mit der Dialyse leben könnte.

Diese drei Jahre vergingen sehr schnell und man stellte fest, dass es den Patienten unter der Therapie langsam besser ging. Wir sahen auch, wie sich Dr. Streicher um Verbesserungen bemühte, ständig auch Innovationen aus Amerika einführte. Die Hoffnung wuchs im Laufe der Zeit, dass die Lebenserwartung doch länger sein könnte. Jeder Tod eines Mitpatienten machte diese aufkeimende Hoffnung allerdings wieder zunichte. Mein Mann und ich gaben die Hoffnung aber nie auf. Mein Mann hat dann ja auch dreißig statt drei Jahre nach der Diagnose gelebt.

Durch den Techniker, der uns die Heimdialyse einrichten sollte, erfuhren wir 1972 von einer Dialyse in Kreuth am Tegernsee. Dort könne man eine Urlaubsdialyse durchführen. Tatsächlich: Als ich dort anrief, sagte man mir, das sei kein Problem, Platz sei vorhanden, was damals außergewöhnlich war.

Nun mussten wir natürlich Dr. Streicher überzeugen, der eine Urlaubsdialyse zunächst strikt ablehnte. Mein Mann sagte: „Das kann doch nicht möglich sein. Bayern ist doch nicht aus der Welt und die Patienten dort leben doch auch! Wir gehen trotzdem."

Er vertrug die Dialyse in Kreuth besser als in Stuttgart. Dort wurde schon ein Einmaldialysator eingesetzt und er bekam überhaupt keine Krämpfe, es ging ihm wunderbar. Nach den drei Wochen am Tegernsee kamen wir begeistert nach Hause und mein Mann berichtete sofort Dr. Streicher, der ihm allerdings erneut Vorhaltungen machte, wie er sich einem solchen Risiko aussetzen könne.

Psychisch war die Urlaubsreise für meinen Mann sehr wichtig, es baute ihn auf, zu wissen, dass er trotz seiner Erkrankung verreisen konnte. Auch für die Familie war es sehr wichtig, gemeinsam in die Ferien zu fahren.

Auch körperlich profitierte mein Mann von diesem Urlaub am Tegernsee. Er begann zu wandern und dadurch verbesserte sich sein Blutbild.

Schlussendlich ließ sich Dr. Streicher davon überzeugen, dass ein Urlaub den Patienten wohl nicht schadet. Es passte ihm allerdings trotzdem nicht, dass mein Mann im Katharinenhospital kräftig die Werbetrommel für die Dialyse in Kreuth rührte. Ein Jahr später fuhren dann tatsächlich schon mehrere Patienten an den Tegernsee.

Die Krankenkasse – im Fall meines Mannes aufgrund des Arbeitsunfalls die Berufsgenossenschaft – übernahm ohne Probleme die Kosten für die Urlaubsdialyse.

Wir fuhren nun regelmäßig zwei Mal im Jahr nach Kreuth. Ich bin sicher, dass diese Urlaube entscheidend dazu beitrugen, dass es meinem Mann kontinuierlich besser ging. Schon das Wissen, mit der Familie in Urlaub fahren zu können, stabilisierte ihn psychisch.

Mein Mann setzte sich immer intensiv mit seiner Krankheit auseinander. Dem Arzt in der Feriendialyse konnte er deshalb auch genau sagen, wie er sich seine Behandlung vorstellte. Man akzeptierte auch, dass ich ihn punktierte.

In den ersten Jahren fuhren wir ausschließlich nach Kreuth. Später kam dann Oberstdorf dazu. Ischia, Gardasee, Mallorca, die Ferienmöglichkeiten wurden Jahr für Jahr besser. Der Besitzer des Reisebüros Hebestreit war selber Dialysepatient, hier bekamen wir die optimale Unterstützung.

Am positivsten beeinflusst wurde unser Leben durch die Entscheidung für die Heimdialyse, mit meinem Mann ging es danach ständig bergauf. Auch das Familienleben wurde dadurch intensiver. Unser Sohn Frank legte sich während der Dialyse oft zum Papa ins Bett, sie schauten sich Bilderbücher an oder spielten.

Unsere Tochter war ja schon älter und bekam natürlich mehr von der Krankheit mit. Sie war deshalb auch etwas distanzierter, was die Anwesenheit bei der Dialyse anging, hat es aber auch genossen, dass der Papa jetzt immer zu Hause war.

Die Krämpfe ließen in der Heimdialyse immer mehr nach. Es gab dann schon das fertige Konzentrat von Fresenius. Traten doch einmal Krämpfe auf, trank er während der Dialyse eine Fleischbrühe und sie ließen sofort nach.

Natürlich gab es auch während der Heimdialyse den einen oder anderen Zwischenfall. Einmal platzte der Pumpenschlauch, es sah in unserem Schlafzimmer aus wie in einer Metzgerei. Gott sei Dank gelang es uns schnell, das Problem zu beheben.

Eines Nachts – ich habe auch während des Schlafes immer mit einem „halben Ohr" auf die Geräusche der Maschine geachtet – hörte ich kein Maschinengeräusch mehr. Mein Mann hatte anscheinend während des Schlafs die Maschine abgeschaltet.

„Was ist los?", fragte ich. „Mach die Maschine wieder an!" – „Die bleibt jetzt aus", antwortete er im Halbschlaf. „Ich will meine Ruhe." Ich war von einer Sekunde auf die andere hellwach, bin aus dem Bett gesprungen und stellte die Maschine wieder an. Gott sei Dank hatte er die Maschine wohl erst kurz zuvor abgeschaltet, es war noch keine Blutgerinnung eingetreten.

Mein Unterbewusstsein war in den Dialysenächten wohl stets „halb wach", irgendein Teil von mir hat jedenfalls immer kontrolliert, ob auch alles gut funktionierte.

Das Leben mit der Heimdialyse normalisierte sich im Laufe der Zeit. Wir waren zeitlich sehr flexibel. Wenn wir abends ausgehen wollten, dann haben wir, wenn ich nicht zur Arbeit musste, tagsüber dialysiert oder erst spät in der Nacht begonnen.
Mein Mann war ein perfekter Hausmann. Er kochte sehr gut, schon als Junge war das sein Hobby. Er konnte backen, nähen, es gab keine Arbeit im Haushalt, die er nicht machte. Wenn ich in der Mittagspause von der Arbeit kam, setzte ich mich an einen gedeckten Tisch. Nach dem Essen spülte ich das Geschirr und säuberte die Küche, damit er sich ausruhen konnte.

Nachmittags, wenn ich wieder bei der Arbeit war, betreute er die Kinder. Nach einigen Jahren reduzierte ich meine Arbeitszeit und hatte schon um ein Uhr Feierabend. Von da an hatten wir sehr viel Zeit füreinander. Ich kann sagen, dass wir das Leben wirklich in vollen Zügen genossen haben.

Wir sind so oft in Urlaub gefahren, dass wir manchmal schon fast ein schlechtes Gewissen hatten. „Ihr verreist euer ganzes Geld", sagte uns der ein oder andere. Unsere Antwort war: „Wenn es euch wichtig ist, ein Haus zu bauen, dann ist es uns wichtig, zu leben." Ein Haus war uns auch deshalb so unwichtig, weil wir uns immer bewusst waren, dass wir nicht gemeinsam ein hohes Alter erreichen würden. Die uns zur Verfügung stehende Zeit wollten wir miteinander so intensiv wie möglich leben. Auch deshalb sind wir manchmal fünf Mal im Jahr in Urlaub gefahren.

Mein Mann nahm die Tätigkeit des Hausmeisters in unserem Haus an und pflegte den Garten. Er konnte diese Tätigkeiten ganz nach seinem körperlichen Befinden ausrichten und war nicht an bestimmte Zeiten gebunden. So hatte er auch seine Beschäftigung neben dem Haushalt und der Familie.

Wir haben unser Leben nie als negativ empfunden, sahen keinen Grund zu jammern. Mit dieser Einstellung waren wir natürlich ein Vorbild für andere Patienten. Dr. Streicher schickte uns oft andere Patienten oder deren Angehörige. „Ihr Mann denkt immer so positiv", sagte er, wenn er wieder einmal anrief und uns bat, mit jemandem zu reden. Vier oder fünf Familien, die Angst vor der Heimdialyse hatten, haben uns bestimmt besucht. Sie konnten bei der Dialyse zuschauen und wir haben ihnen versucht zu vermitteln, dass es auch ein schönes Leben mit der Dialyse gibt.

Mein Mann hat sich intensiv mit seiner Krankheit auseinander gesetzt, alle Informationen, die er bekommen konnte, hat er aufgenommen. Vor allem hat er aber auch sein Leben nach seiner Krankheit ausgerichtet, hat seine Ernährung umgestellt. Auch die Trinkmengenbeschränkung hat er dann ernst genommen.

Im Urlaub begann mein Mann das Bergwandern. Bis auf Höhen von 1.800 oder 1.900 Metern sind wir gegangen. In der Umgebung von Kreuth und Oberstdorf gibt es wohl keine Hütte, auf der wir nicht gewesen sind. Durch diese Bergwanderungen verbesserte sich das Blutbild meines Mannes deutlich.

Am Anfang ging es auf den Wanderungen natürlich nur sehr schleppend, sein HB-Wert war zu schlecht. Von Mal zu Mal ging es dann besser. Der Arzt war richtig überrascht, wie positiv sich die Werte veränderten.

Die anderen Dialysepatienten in Oberstdorf sagten immer: „Das können wir nicht, so die Berge hinaufgehen. Da müssen wir viel zu viel schnaufen!" – „Ich muss auch arg schnaufen", antwortete mein Mann, „aber es geht."

Oft ist er sicher auch allein seinem Sohn zuliebe nach oben gestiegen. Der Frank sagte oft, „Papa, auf diese Hütte würde ich gerne noch gehen!" Wenn der Papa dann sagte, „ich kann's nicht", antwortete der Junge: „Probier's doch!" Und dann hat er es probiert und es ging tatsächlich.

Es wurde eine richtige Leidenschaft, zu den Hütten hinaufzusteigen, so anstrengend es auch war.

Neben dem Wandern radelten wir und schwammen mit Begeisterung. Im Winter machten wir Langlauf. Auch zu Hause waren wir immer sportlich aktiv. Im Sommer gab es wohl keinen Tag, an dem wir nicht im Schwimmbad waren. Diese Ausdauersportarten haben sehr zum Wohlbefinden meines Mannes beigetragen.

Im Laufe der Zeit normalisierte sich unser Leben mit der Dialyse so weit, dass es sich kaum noch vom Leben eines Gesunden unterschied. Auch beim Essen haben wir später überhaupt keine Rücksicht mehr auf die Krankheit genommen. Nur mit dem Alkohol musste mein Mann vorsichtig sein, denn er hatte Hepatitis C.

Dr. Streicher war für uns fast wie ein Vater, obwohl er ja gar nicht so viel älter war. Bevor wir mit der Heimdialyse begannen, besuchte er uns und gab uns Ratschläge, wo wir die Geräte hinstellen könnten. Bei der ersten Heimdialyse war er auch dabei. Er war sehr locker, überhaupt kein „Halbgott in Weiß". „Wenn Sie Probleme haben, wir können über alles reden", bot er uns immer wieder an.

Streit gab es nur wegen der Urlaubsdialyse und anschließend, weil er uns unbedingt einen Kiil-Plattendialysator für die Heimdialyse geben wollte, was wir nach den positiven Erfahrungen in Kreuth strikt ablehnten. Er sagte, die Krankenkasse würde uns die Einmaldialysatoren nicht bezahlen. Das hatten wir aber schon im Vorfeld geklärt. Die Krankenkasse rief ihn dann direkt an und erklärte sich zur Kostenübernahme bereit. „Was seid ihr doch für harte, sture Köpfe", meinte er dann. Als er aber sah, wie gut es meinem Mann mit der Heimdialyse geht, war er sehr glücklich. Er hatte einfach gemerkt, „was der Schollenberger sich in den Kopf gesetzt hat, das erreicht er auch."

Der frühe Tod von Prof. Streicher hat alle Patienten tief getroffen, wir waren entsetzt. Der Mann, dem wir unser Leben verdanken, stirbt an einem Nierenleiden.

Wir sind später dann auch mit dem Wohnmobil verreist, haben Rundreisen durch die Schweiz gemacht oder waren am Gardasee. Meistens machten wir sehr gute Erfahrungen mit den Dialysezentren. Nur einmal waren wir entsetzt: In Bozen wechselte das Personal nicht einmal die Handschuhe, wenn sie von einem Patienten zum anderen gingen. Ich bin in die Apotheke und habe selber Handschuhe gekauft. Mein Mann gab dann jedes Mal der Schwester die Handschuhe, wenn sie zu ihm kam. Wir haben in Stuttgart alle über diese Zustände informiert, sodass die Patienten vor dieser Dialysestation gewarnt waren.

Nadeln und Schläuche nahmen wir grundsätzlich selber mit, was einige Probleme zum Beispiel mit der Nadelstärke von vornherein ausschloss.

Für unsere Tochter Heike war die erste Zeit der Dialyse sehr schlimm. Sie war ja schon acht Jahre, als ihr Papa krank wurde und bekam selbstverständlich die Angst mit, dass mein Mann sterben könnte. Frank mit seinen noch nicht einmal zwei Jahren hat das natürlich noch nicht verstanden.

In der ersten Zeit, als mein Mann völlig geschwächt nach Hause kam, hat Frank seinen Vater nicht aus den Augen gelassen. Ich kann mich gut erinnern, wie er neben ihm gekniet hat, wenn sein Vater auf dem Boden lag.

Während der Heimdialyse freute er sich darüber, dass der Papa jetzt Zeit für ihn hatte.

Als der Schlauch einmal platzte, hat Frank sofort geholfen und abgeklemmt, während Heike das viele Blut nicht sehen konnte.

Ich habe meinen Kindern vielleicht manchmal gefehlt, weil ich wegen der Arbeit oft nicht zu Hause war. Mein Mann war Vater und Mutter zugleich und diese Nähe und Intensität der Beziehung haben sie bis zu seinem Tod genossen. Heike hatte ein sehr inniges Verhältnis zu ihrem Vater. Auch als sie selbst verheiratet war und Kinder hatte, ist sie immer zuerst zu ihrem Vater gegangen, wenn sie einen Babysitter brauchte.

Sie brachte auch regelmäßig zwei Freundinnen von der Schule mit nach Hause und mein Mann lernte mit ihnen Englisch und Mathematik.

Mir ging es so, wie es sonst wahrscheinlich den Männern in den Familien geht. Wenn ich von der Arbeit nach Hause kam, waren die wichtigsten Probleme schon besprochen. Das hat sich auch später nicht mehr verändert, Heike hat über Probleme immer zuerst mit dem Vater gesprochen, ich wusste über viele Dinge überhaupt nichts.

In dem Moment, als mein Mann starb, trennte sich meine Tochter auch von ihrem Mann. Sie wusste schon vorher, dass sie sich nach dem Tod ihres Vaters von ihrem Mann trennen würde. Wir wohnten in einer Einliegerwohnung im Haus meiner Tochter, mein Mann hatte also eine enge und innige Beziehung zu seinen Enkeln. Dieses Familienleben hätte meine Tochter ihrem Vater nie nehmen wollen. „Ich hätte das Papa nie zugemutet", hat sie mir später gesagt.

Unser Familienleben war also genau entgegen der klassischen Rollenverteilung der damaligen Zeit organisiert. Auch vor der Erkrankung hatte mein Mann schon viel im Haushalt mitgeholfen, weil wir beide bis zur Geburt des Jungen berufstätig waren.

Wichtig war uns, dass mein Mann für die Kinder da war, die Hausarbeit sollte er nur erledigen, soweit seine Kräfte es zuließen. Später, als es ihm in der Heimdialyse immer besser ging, hat er dann aber alle Hausarbeiten übernommen. Kochen machte ihm, wie gesagt, ohnehin großen Spaß, meine Schwiegermutter erzählte, dass er schon als Kind immer an ihrem Rockzipfel hing, wenn sie kochte. Meine Schwiegereltern hatten eine Gaststätte und er wurde dort groß. Es fiel ihm also nicht schwer, die Hausarbeiten zu übernehmen.

Er hatte sehr viel Geduld, was sich zum Beispiel beim Garnieren von Torten auszahlte, die aussahen wie vom Konditor gebacken.

Auch alle anderen Arbeiten im Haus führte er selber aus, einen Handwerker brauchten wir nie. Reparaturen an Haushaltsgeräten waren kein Problem. Als einmal die Kaffeemaschine streikte, wurde sie mit einem Dialyseschlauch repariert. Heike sagte damals: „Mensch Papa, wenn alle Leute so wären wie du, würde unsere Wirtschaft kaputt gehen."

In den Jahren der Heimdialyse hatten wir einen schönen Bekanntenkreis. Zum Beispiel begannen wir freitags oft früher mit der Dialyse. Wenn wir dann alles angeschlossen hatten, kamen Nachbarn zu uns und wir spielten Karten bis zwölf Uhr. So war dann die halbe Dialyse schon einmal kurzweilig verlaufen.

Ein funktionierendes, harmonisches familiäres Umfeld ist für einen Dialysepatienten von sehr großer Bedeutung. Die Patienten leiden ja unter ihrer Krankheit und denken, dass sie die Familie belasten, sozusagen ein Klotz am Bein sind. Dieses Gefühl darf nie entstehen. Das ist oft nicht so einfach, und wir haben am Anfang bei vielen Patienten erlebt, dass die Ehen scheiterten.

Die Frau eines Patienten machte zum Beispiel folgende Bemerkung: „Wegen Dir können wir jetzt das oder jenes nicht machen." Immer wenn wir Frauen zusammensaßen, beklagt sie sich, „was sollen wir nur mit diesen Männern anfangen?" Sie verließ ihren Mann dann sehr schnell und das war kein Einzelfall. Nur wenn die Bereitschaft besteht, die Krankheit und die Dialyse gemeinsam anzunehmen, kann eine erfüllte Beziehung gelebt werden.

Nun hatte ich das Glück, dass mein Mann kein „Jammerlappen" war, trotz allem war er immer der ruhige Pol in der Familie. Ich war lebhafter als er und habe ihn dadurch oft auch mitgerissen. Als Dr. Streicher die Urlaubsdialyse ablehnte, war ich es, die sagte: „So schlimm kann es nicht sein. Im Zweifel finden wir auch einen anderen Arzt, wenn Dr. Streicher sich so quer stellt." Ich war die Mutigere, es ist mir aber gelungen, ihn zu ermuntern, auch mal ein Risiko einzugehen. Wir waren schon mündige Patienten, als es diesen Begriff noch gar nicht gab.

Mein Mann jammerte nie, immer sagte er: „Mir geht es trotz allem gut." Er versuchte, sein Leben so gut wie möglich mit der Krankheit und nicht gegen die Krankheit zu leben.

Natürlich gab es auch Schwierigkeiten. Er musste häufig ins Krankenhaus. Wegen seines Unfalls wurde er noch einige Male am Bein operiert. Selbstverständlich machten wir uns auch immer wieder Sorgen, ob bei der Dialyse alles funktionierte, die Maschine richtig lief. Diese Sorgen und Ängste haben unser Leben aber nicht dominiert, wir haben nie zugelassen, dass alles davon bestimmt wurde.

Für jeden Dialysepatienten sind auch heute positives Denken und eine gesunde Lebensweise die besten Voraussetzungen für ein gutes Leben. Es kommt entscheidend darauf an, sich nicht gehen zu lassen. Mit der Dialyse kann man lange leben, ein gutes Leben ist es aber nur dann, wenn man die Krankheit und die Dialyse positiv annimmt.

Ich habe schon viele junge Menschen getroffen, die an die Dialyse mussten. Wenn sie dann jammerten, sagte ich ihnen: „Da gibt es nichts zu jammern. Euch geht es doch richtig gut!" Heute kommen die Patienten rechtzeitig an die Dialyse, damals wurde erst mit der Dialyse begonnen, wenn der Patient unmittelbar zu sterben drohte. Dadurch ging es den Patienten in den ersten Jahren so schlecht, dass ich wirklich oft dachte:

„Lieber Gott, lass meinen Mann sterben!" Wenn er heimkam, legte er sich auf den Boden und wir rückten ein Schränkchen so zurecht, dass er sich zwischen ihm und der Wand abstützen konnte, damit die Krämpfe überhaupt erträglich waren. So lag er oft die ganze Nacht.

Trotzt aller Verzweiflung war mein Mann davon überzeugt, dass es ihm irgendwann wieder besser gehen würde. Deshalb kann ich den heutigen Patienten mit gutem Gewissen sagen: Es geht euch doch wunderbar, wenn ihr positiv mit der Krankheit und mit der Dialyse umgeht. Ihr könnt heute reisen, wohin ihr wollt, es gibt kaum noch Einschränkungen.

Ich würde auch heute noch vielen Patienten zur Heimdialyse raten. Zuhause geht es einem mit der Dialyse besser als in jeder anderen Umgebung. Man hat sein gewohntes Umfeld und sieht nicht, dass es vielleicht einem anderen Patienten schlecht geht.

Natürlich kostet Heimdialyse auch Opfer, vor allem für den Partner. Ich konnte während der Dialyse nicht aus dem Haus. Deshalb entschieden wir uns auch dafür, nachts zu dialysieren. Ich kam immer mit relativ wenig Schlaf aus. Wir haben sechs Stunden dialysiert, haben meistens so gegen elf Uhr am Abend angefangen und morgens um fünf Uhr abgeschlossen, weil ich um sieben Uhr zur Arbeit musste.

Die Krankheit hat uns sehr verbunden. Wir wussten immer, dass der eine auf den anderen angewiesen ist, wir brauchten einander.

Die Transplantation nach zwanzig Jahren Dialyse brachte für unser Leben noch einmal eine nie erhoffte Normalität, zumal mein Mann in den ganzen zehn Jahren danach nicht ein einziges Mal im Krankenhaus war. Jahrelang hieß es, dass eine Transplantation wegen der Vorerkrankung nicht in Frage käme. Man fürchtete, dass durch die Einnahme von Cortison die Knochenvereiterung wieder ausbrechen könnte. Mitte der achtziger Jahre machte man uns dann Hoffnung, dass neue

Medikamente entwickelt würden, die eine Transplantation eventuell doch möglich machten. Und in der Tat wurde mein Mann dann am 22. Dezember 1988 transplantiert.

Der Anruf, dass eine Niere zur Verfügung stünde, erreichte uns, als schon die Koffer für den Urlaub gepackt waren.

Nach der Transplantation erlebten wir zehn wunderbare Jahre, unser gemeinsames Leben war noch positiver, als es ohnehin schon gewesen war.

Durch die Medikamente gegen die Abstoßung war dann aber die Leber angegriffen. Mein Mann wusste, dass er todkrank war. Er wollte noch einmal an den Gardasee, wo wir unsere schönsten Urlaube verbracht haben. Diese letzte gemeinsame Reise unternahmen wir dann auch im Sommer 1998.

Im September bekam er eine Gallenkolik mit wahnsinnigen Schmerzen. Er wurde ins Krankenhaus eingeliefert und sagte zu mir: „Das ist der Anfang vom Ende." Nach einer Narkose kam dann der große Zusammenbruch. Die Leber arbeitete nicht mehr. Er wurde dann aus dem Krankenhaus entlassen und starb nach sechs Wochen.

Rückblickend kann ich sagen, dass es ein Wunder der Medizin ist, dass mein Mann dreißig Jahre gelebt hat, nachdem man ihm nur drei Jahre prophezeit hatte.

Die Tochter Heike Bertele

An die Anfangsjahre der Dialyse meines Vaters habe ich nur wenige Erinnerungen: Immer wieder war er in Krankenhäusern und ich spürte, dass meine Mutter sich sehr um ihn sorgte. Es gab in dieser Zeit viel Kummer zu Hause.

Wenn mein Vater im Krankenhaus war, wurde ich zur Oma gebracht. Das habe ich aber nicht als unnormal empfunden. Weil meine Eltern beide berufstätig waren, habe ich ohnehin viel Zeit bei der Oma verbracht, bei ihr war für mich auch „zu Hause". Normalerweise kam ich aber abends zu meinen Eltern. War mein Vater im Krankenhaus blieb ich manchmal über Nacht, weil Mutter nach der Arbeit den Vater besuchte.

An den Beginn der Dialyse habe ich nur eine sehr diffuse Erinnerung, vor allem an die gedrückte Stimmung und die Gespräche, bei denen auch von Überleben und Tod die Rede war.

Meine kleine Welt veränderte sich zunächst aber nicht so sehr. Ich wusste, dass mit meinem Vater etwas Schlimmes im Gange war, aber die Erwachsenen haben sicher versucht, mich davor so weit wie möglich abzuschirmen.

Vom Dialysealltag der ersten Jahre, als mein Vater im Katharinenhospital dialysiert wurde, ist mir vor allem in Erinnerung, dass er immer geholt und gebracht werden musste. Der Lebensrhythmus in unserer Familie richtete sich sehr stark danach aus, wer ihn morgens zur Dialyse fuhr und ihn abends wieder abholte.

Auch mein Leben wurde davon beeinflusst, denn ich hatte ja inzwischen einen kleinen Bruder, den ich vom Kindergarten abholen musste, oder mit dem ich auch das ein oder andere Mal ein paar Stunden allein war, weil Mutter meinen Vater von der Dialyse abholte.

Ich war wohl nur ein einziges Mal im Stuttgarter Katharinenhospital, während mein Vater dialysiert wurde. Eine emotionale Erinnerung habe ich daran nicht.

Am eindrücklichsten ist mir in Erinnerung wie es war, wenn mein Vater von der Dialyse nach Hause kam. Er hatte Mühe, in die erste Etage zu kommen. Ich kann mich gut an die Szenen erinnern, wie er gezogen und geschoben werden musste, um die wenigen Treppen zu bewältigen.

Ich kann nicht mehr sagen, wie oft es der Fall war, aber ich erinnere mich, dass er mit schrecklichen Krämpfen auf dem Boden im Wohnungsflur lag und vor Schmerzen schrie.

Es war unfassbar: Der Papa kommt heim, schreit vor Schmerzen und anscheinend kann niemand ihm helfen. In diesen Momenten habe ich mich wohl in mein Zimmer zurückgezogen und die Tür geschlossen. Ich konnte es nicht mit ansehen.

Es gibt aber auch positive Erinnerungen an diese Zeit: Ich war wahrscheinlich die Einzige in meiner Schulklasse, die den Vater daheim hatte. An manchen Tagen ging es ihm gar nicht gut, dann musste ich Aufgaben im Haushalt übernehmen, die eine oder andere Besorgung machen oder dem Papa das Essen aufwärmen. Mutter bat mich dann: „Schau nach ihm, dass er alles hat."

Diese Aufgaben haben mich nicht belastet, im Gegenteil. Ich war froh und stolz, etwas für ihn tun zu können. Ich bekam eine Aufgabe und Verantwortung. Damit wurde ich schon recht früh zu einem Teil der Erwachsenenwelt.

Mein Vater hat sehr viel gelesen und mich an die Bücher herangeführt. Ich kann mich gut erinnern, dass ich schon sehr jung, vielleicht mit dreizehn Jahren, einen Roman von Johannes Mario Simmel gelesen habe. Sicherlich nicht einfach für ein so junges Mädchen, aber mein Vater hat sich lange mit mir über das Buch unterhalten. Das empfand ich als Privileg. Ich war glücklich, ihn so sehr für mich zu haben.

Ich glaube, dass ich als Kind auch die Fähigkeit hatte, alles Unschöne weitgehend zu verdrängen. Ich kann mich allerdings erinnern, dass es immer wieder lebensbedrohliche Situationen gab, aus welchen Gründen auch immer. Ich habe aber nie geglaubt, dass mein Vater sterben könnte. Ich hatte nie wirklich Angst um ihn. Als er dann tatsächlich starb – ich war längst eine erwachsene Frau mit eigener Familie – habe ich bis zum Schluss nicht glauben können, dass er jetzt wirklich tot ist. Ich saß an seinem Bett und erlebte, wie er ging, es erschien mir aber unwirklich. So oft schon hatten wir seinen Tod vor Augen und immer ging es gut aus. Ich war sicher, dass er auch jetzt nicht sterben würde.

Mein Vater war fast immer guter Dinge. Er hat nie gejammert, sondern stattdessen immer versucht, sein Leben trotz seiner Krankheit positiv zu betrachten. Manche Dinge konnte er nicht mehr tun, und das akzeptierte er. Dafür entwickelt er in anderen Bereichen große Fähigkeiten. Torten und Kuchen backen war seine große Leidenschaft und er schuf fantastische Kreationen. Dabei war es ihm völlig egal, ob andere der Ansicht waren, dass Kochen und Backen vielleicht nicht die richtigen Beschäftigungen für einen Mann wären.

Auch mit dem Garten hat er sich intensiv beschäftigt und daran auch Freude gefunden, es war absolut keine Notlösung, nur weil er sich mit anderen Dingen nicht beschäftigen konnte.

Später verbrachte er sehr viel Zeit mit meinen Kindern, er hatte eine unglaubliche Geduld. Er sagte mir oft, dass er durch seine Krankheit gelernt habe, Dinge bewusster zu sehen und auch anzunehmen. Er lebte immer im Jetzt und erhoffte sich

Glück und Zufriedenheit nicht erst in der Zukunft. Diese Grundeinstellung zum Leben versuchte er, mir zu vermitteln. „Vertage nichts, schiebe nichts auf die lange Bank, sondern gehe es jetzt an!"

Mein Vater war ein sehr tiefsinniger Mensch mit einer grundsätzlich positiven Einstellung.

Später wurde die Krankheit für ihn sicher zu einer Art Lebenskonzept. Er war sehr harmoniebedürftig, hat Konflikte oft nicht ausgetragen, ganz anders als meine Mutter, die in der Paarbeziehung meiner Eltern sicher die dominante Person war. Vater hat sich oft gefügt und sich nicht aufgelehnt.

Anerkennung und Bestätigung fand Vater in seinem Leben bestimmt auch darin, dass er immer wieder von anderen darauf angesprochen wurde, es ja so schwer zu haben und dabei sein schweres Schicksal so gut anzunehmen und zu meistern. Diese Bestätigung von anderen war ihm wichtig und er versuchte, diese Rolle möglichst optimal auszufüllen. Es war für ihn wie eine Aufforderung, in den Umgang mit seiner Krankheit viel Kraft zu investieren und damit anderen ein Vorbild zu sein.

Heute als Erwachsene denke ich, dass er sich gegenüber meiner Mutter schuldig fühlte, weil er durch seine Krankheit von ihr so viel Verzicht forderte und ihr Leben einschränkte. Natürlich war es objektiv so, dass das Leben meiner Mutter durch die Krankheit völlig anders verlief, als sie – aber natürlich auch mein Vater – es sich vorgestellt hatte. In seltenen Situationen, wenn meine Mutter große Probleme hatte oder selbst mal einen Moment lang mit dem Leben unzufrieden war, dann klang schon mal an, dass sie sich das Leben anders gewünscht hätte. Es war aber nie ein beherrschendes Thema in der Beziehung meiner Eltern. Sie nahmen ihr Schicksal gemeinsam an und lebten es auch intensiv zusammen.

Als Heranwachsende war ich oft wütend auf meinen Vater, trotz des hervorragenden Verhältnisses, das ich immer zu ihm hatte, weil er sich in meinen Augen zu wenig für mich einsetzte. Meine Beziehung zur Mutter war als Teenager sehr schwierig. Kam es zu Auseinandersetzungen, machte sich mein Vater nie wirklich für mich stark, sondern zog sich eher zurück. Auch wenn ich wusste, dass er auf meiner Seite steht, hat er doch nicht offen für mich gekämpft.

Mein Vater wünschte sich, dass ich Krankenschwester werde, ich aber wollte den Beruf der Reiseverkehrskauffrau lernen, damit ich endlich mal in andere Länder fahren kann. Urlaub war in unserer Familie auf Kreuth beschränkt, ich empfand es als das Allerletzte, immer nach Oberbayern in Urlaub zu fahren.

Ich wollte meinen Vater nie enttäuschen, aber ich konnte und kann bis auf den heutigen Tag kein Blut sehen. Ich bekomme dann tatsächlich Panik. Als meinem Sohn im Alter von zwei Jahren Blut aus dem Finger abgenommen werden sollte, saß ich mit ihm im Labor. Er schrie und ich versuchte alles, um nur nicht auf seinen Finger schauen zu müssen, der Schweiß brach mir aus. Die Arzthelferin sagte zu mir, „jetzt habe ich gleich den Tropfen". Dieser Satz reichte aus, es klingelte mir in den Ohren, ich wurde ohnmächtig und fiel von dem Hocker, auf dem ich saß. Vielleicht ist meine panische Angst vor Blut in meiner frühen Kindheit gelegt worden, weil immer von Blutwäsche die Rede war und dieses Thema in unserer Familie eine große Rolle spielte. Es gab auch einen dramatischen Zwischenfall während der Heimdialyse, als wohl ein Schlauch geplatzt war und das Blut bis an die Tapete spritzte. Ich war unfähig zu helfen und lief weg, genauso wie ich heute in die Ohnmacht fliehe.

Krankenschwester kam also nicht in Frage, die Alternative

war Apothekenhelferin. Es war Papas Wunsch, dass ich etwas in der „Gesundheitsbranche" lernte, und so machte ich eine Ausbildung zur PTA. Ich habe dann auch lange mit viel Herzblut in dieser Branche gearbeitet.

Ich war sehr gut in der Schule und hätte gerne Abitur gemacht. Mein Vater war strikt dagegen. „Du heiratest doch mal und willst dann bestimmt auch Kinder. Warum willst du dann studieren?" Mein Wunsch war es, Sozialpädagogik zu studieren. „Ach was", sagte mein Vater, „werde einfach Krankenschwester oder Apothekenhelferin."

Er hatte immer die Meinung, dass ich mein Glück im Häuslichen und in der Familie finden sollte.

Die Heimdialyse war Alltag in unserer Familie. Ich empfand es nicht als dramatisch, unser Alltagsleben lief halt nur anders ab, als bei Freunden und Bekannten.

Ich hatte den Papa daheim, was ich genoss.

Meine Mutter sagte in Unterhaltungen mit Freunden und Bekannten schon hin und wieder, dass sie die Heimdialyse sehr anstrengt, dass sie fertig sei und einmal eine Auszeit bräuchte. Ich konnte das nicht verstehen. Ich dachte, „was strengt denn dich das an?" Für mich war es normal. Ich sah damals nicht, dass es natürlich in der Tat eine große Belastung für meine Mutter bedeutete, in den Dialysenächten nicht richtig schlafen zu können. Ich konnte auch später erst anerkennen, wie viel Mut meine Mutter aufbringen musste, um über so viele Jahre zu Hause zu dialysieren.

Schmerzlich war es für mich, dass meine Eltern manche Dinge nicht miterleben konnten, wie zum Beispiel meine Schulabschlussfeier oder mein erstes Reitturnier. Da grollte ich dann schon mit der starren Art und Weise, mit der meine Eltern die Dialyse handhaben. Ich wusste, dass nicht alle anderen Patienten die Dialyse so minutiös immer am gleichen Tag zur gleichen Stunde durchführten. Eine gewisse Flexibilität wäre auch möglich gewesen. Ich weiß heute nicht, wer auf diese hundertprozentige Einhaltung des Dialysereglements mehr Wert legte, meine Mutter oder mein Vater. Damals wäre ich sicher gewesen, dass meine Mutter die Ängstlichere war. Mein Vater war für mich der Held, der alles Mögliche auf sich nahm. Ich hatte auch immer das Gefühl, ihn verteidigen und schützen zu müssen.

Erst später, als ich selbst in einer Partnerschaft lebte, habe ich gemerkt, dass sich alles gegenseitig bedingt und dadurch auch eine Stabilität einstellt.

Ich habe später festgestellt, dass ich sehr stark das Rollenverständnis meines Vaters in meine eigene Partnerschaft übernommen habe. Auch ich war die Harmoniesüchtige, die oft zurücksteckte. Dadurch ließ auch ich meine Kinder oft alleine kämpfen, so wie ich von meinem Vater in Auseinandersetzungen nicht immer unterstützt wurde.

So lange mein Vater lebte, hätte ich mich nie von meinem Mann trennen können. Meine Eltern lebten mit uns in einem Haus, was für meinen Vater eine sehr befriedigende Situation war. Er hatte die Enkel um sich, vor allem, er kümmerte sich um den großen Garten. An dieser Arbeit hing sein ganzes Herz. Meine Mutter hatte ja immer noch ihren Beruf, für meinen Vater war aufgrund seiner Krankheit dieses häusliche Umfeld viel wichtiger. Für mich erzeugte diese Situation einen Leidensdruck. Ich wollte auf der einen Seite meine Ehe beenden und mein Leben ändern. Dabei würde diese Veränderung aber eben auch das Leben meines Vaters auf den Kopf stellen und große Spannungen erzeugen. Dies konnte und wollte ich ihm nicht zumuten.

Als ich unmittelbar nach dem Tod meines Vaters die Beziehung zu meinem Mann beendete, war es für meine Mutter eine Katastrophe. Ich war mir bewusst, dass ich sie in einer sehr schwierigen Situation mit ihrer Trauer und Schmerzbewältigung allein ließ. Nach dem Tod meines Vaters musste ich mich aber zuerst um mich kümmern.

Ich bin sicher, dass mein Vater am Ende seines Lebens die Konflikte, in denen ich steckte und mit denen ich mich auseinander setzte, erkannte. Vielleicht war das ein Grund, warum er dann relativ schnell aufhörte, zu kämpfen. Er sagte mir: „Manchmal ist es einfacher zu gehen, als bleiben zu müssen.“

Alle Entscheidungen in unserer Familie wurden natürlich immer vor dem Hintergrund der Krankheit des Vaters getroffen, wobei darin keine Wertung gesehen werden sollte, ob es positiv oder negativ für unser Leben war. Vermutlich hätte ich nicht so viel Rücksicht auf meinen Vater genommen und meine Ehe früher beendet.

Mein ganzes Leben hätte ohne die Krankheit des Vaters sicher einen ganz anderen Verlauf genommen. Wenn ich überlege, wie meine Kinder ihren Vater erlebten, unterscheidet sich dies grundlegend von den Erfahrungen meiner Kindheit. Die meisten Väter sind die meiste Zeit des Tages bei der Arbeit und den Rest des Tages mit anderen Dingen intensiv beschäftig. Viele Kinder lernen nur einen kleinen Bruchteil ihres Vaters überhaupt kennen. Ich habe von meinem Vater sehr viel kennen gelernt. Einen großen Teil seiner Ängste, seiner Freuden, seiner Empfindungen habe ich mit ihm geteilt, ich war ihm viel näher, als üblicherweise eine Tochter ihrem Vater kommt. Deshalb bedeutete er mir als Person unheimlich viel. Er hat natürlich auch mein Männerbild stark geprägt: Er war ein Hausmann, jemand mit Zeit, mit Verständnis, mit großer Emotionalität. Er war belesen. Er hatte Ideale. Sicherlich ein Männerbild, dem zu entsprechen jedem Partner schwer fallen musste.

Unbewusst habe ich sicher lange Jahre meine Rolle und Bestimmung darin gesehen, meinem Vater ein „Lebensgefährte" zu sein. Ich war diejenige, mit der sich mein Vater über Literatur unterhalten konnte. Mit mir konnte er auch über spirituelle Dinge reden. Diese Gespräche gehörten mir und meinem Vater.

Ich war oft extrem eifersüchtig auf meinen Bruder, hatte oft das Gefühl, dass er eine Sonderrolle, vor allem von meiner Mutter, zugebilligt bekam. Ich hatte das Gefühl, überhaupt nicht beachtet zu werden. Auch mein Vater hat sich mit meinem Bruder beschäftigt, ihm während der Dialyse vorgelesen oder mit Autos gespielt. Darauf war ich nicht eifersüchtig, nur auf die scheinbare Missachtung meiner Person durch meine Mutter. Heute kann ich vieles davon verstehen und erklären, damals fühlte ich mich einfach nur verletzt. Ich hatte das Gefühl, völlig unwichtig zu sein, dachte mir manchmal sogar, es wäre nicht schlecht, zu sterben. Wenn sie dann an meinem Grab stehen würden, dann würden sie sicher denken: eigentlich war sie doch auch gut!

Eine Eifersucht auf meinen Bruder in Beziehung auf meinen Vater konnte sich aufgrund des Altersunterschiedes nicht entwickeln. Während ich mit meinem Vater in den siebziger Jahren schon heiße Diskussionen über Krieg und Frieden führte, war mein Bruder dazu noch zu klein. Er konnte mir die ganz besondere Situation zu meinem Vater nicht nehmen.

Mutter regte sich über diese politischen Diskussionen zwischen Vater und mir immer sehr auf. „Ihr streitet Euch um Kaisers

Bart, bei uns macht keiner Kriegsdienstverweigerung! Warum redet Ihr überhaupt darüber!"

Meine Mutter hatte die praktischen Probleme der Familie zu lösen: Wie bezahle ich die nächste Rate, was gibt es morgen zu essen? Vater und ich diskutierten die Weltpolitik und philosophierten über die „letzten Dinge".

Natürlich brachte die Dialyse Einschränkungen für unsere Familie mit sich. Am schlimmsten empfand ich das bei den Urlaubsreisen. In dem Alter, in dem die Freundinnen nach Spanien oder Italien reisten, fuhren wir nach Oberbayern an den Tegernsee. Ich löste mich allerdings sehr früh von daheim, schon mit sechzehn fuhr ich das erste Mal mit Freunden allein in Urlaub an die französische Atlantikküste.

Die anderen Einschränkungen durch die Krankheit meines Vaters habe ich natürlich mitbekommen, aber ich empfand sie nicht so gravierend. Es gab bei uns nie Suppe wegen der Trinkmengenbeschränkung, ich habe sie aber nie vermisst.

Unsere Familie ist auch nie zum Essen ausgegangen, was aber auch eher an finanziellen als an gesundheitlichen Überlegungen gelegen haben kann.

Ich wertete die Krankheit meines Vaters damals eher als Gewinn, weil er so viel zu Hause war und so viel Zeit für mich hatte. Wir unternahmen lange Spaziergänge im Wald, wo mir die Liebe zur Natur vermittelt wurde.

Auch bei den Schularbeiten half mir mein Vater, hörte Englischvokabeln ab, ging die Aufsätze mit mir durch.

Es gab sogar das ein oder andere Privileg durch die Dialyse, etwa am Wörthersee, wo das Dialysezentrum in einer Villa direkt am See untergebracht war. Einen schöneren Badeplatz als diesen Privatstrand konnte es gar nicht geben.

Die größten Einschränkungen durch die Erkrankung des Vaters lagen für unsere Familie sicher im finanziellen Bereich.

Deshalb gab es sicherlich auch Situationen, in denen ich mir als Kind das ein oder andere gewünscht hätte, was wir uns nicht leisten konnten. In der Summe hatte ich aber nie das Empfinden, dass wir arm waren oder sozial schlechter dastanden als andere.

Meine Eltern hatten viele Kontakte zu anderen Dialysepatienten und zu anderen Mietern im Haus.

In meiner Erinnerung spielen weniger die Beschränkungen durch die Dialyse eine Rolle, sondern eher die Tatsache, dass wir auch Außenseiter aufgrund unserer Religionszugehörigkeit zur neuapostolischen Kirche waren. Wie überall gibt es auch hier „Realos" und „Fundis", meine Eltern gehörten eher zu Letzteren, lebten ihre Religion sehr restriktiv. Es war ein Stück weit Normalität, anders zu sein, auch einmal zu verzichten. Kino oder Diskotheken waren für mich als Kind und Jugendliche tabu, sonntags gingen wir zwei Mal in die Kirche. Unser Leben wurde durch klare Rituale, Ordnungen und Verbote strukturiert.

Die Dialyse meines Vaters war insofern nur eine Besonderheit mehr, die uns von allen anderen Menschen unterschied. Deshalb empfand ich die damit verbundenen Einschränkungen auch nicht als so gravierend.

Die ersten Erinnerungen an Reisen sind mit mehrtägigen Ausflügen an den Tegernsee verbunden, den mein Vater wohl von einem Betriebsausflug kannte. Am letzten Tag war Papa dann schon sehr beeinträchtigt, das stand alles schon unter dem Eindruck der nun wieder notwendigen Dialyse.

Der erste längere Urlaub war ein tolles Erlebnis. Die Dialysetage waren insofern etwas besonders, weil wir zu dritt – meine

Mutter, mein Bruder und ich – uns ein Essen aus der Dose auf einem kleinen Campingkocher warm machten und draußen aßen. Ich kann mich nicht erinnern, dass wir an diesen Tagen jemals in einen Gasthof gegangen wären. Es waren Tage, die wir hauptsächlich mit Warten auf das Ende der Dialyse zubrachten. In diesen frühen Jahren war meine Mutter eher unsicher, wir unternahmen ohne meinen Vater keine größeren Wanderungen.

Die Leistungsfähigkeit meines Vaters nahm im Laufe der Zeit zu. Ich erinnere mich, dass mein Mann und ich mit unserer gerade geborenen Tochter unsere Eltern in Kreuth besuchten. Damals war mein Vater sicherlich in körperlich besserer Verfassung als ich nach der Schwangerschaft.

Ich habe es immer bewundert, mit wie viel Mut und Kraft mein Vater körperliche Herausforderungen annahm und sie dann auch bewältigte.

Nachdem die schlimmsten Auswirkungen der Dialyse, vor allem die Krämpfe, beseitigt waren, fuhr mein Vater, glaube ich, ganz gerne nach Stuttgart zur Behandlung. Es war eine Möglichkeit, andere Patienten, er nannte sie seine Kollegen, zu treffen und sich mit ihnen auszutauschen. Einige Mitpatienten deprimierten ihn aber auch und machten ihn nachdenklich. Trotzdem war die Dialyse im Krankenhaus natürlich eine Kommunikationssituation, die durch die Heimdialyse entfiel. Die Entscheidung, zu Hause zu dialysieren, fiel nach einigen dramatischen und lebensbedrohenden Zwischenfällen.

In der Urlaubsdialyse war mein Vater ein kritischer Beobachter: Was läuft in diesem Zentrum gut, was läuft weniger gut, darüber erzählte er uns. Experimente ließ er mit sich nicht mehr machen, so punktierte er sich meistens selber bzw. meine Mutter setzte die Nadeln.

Mein Vater hat sich stark mit seiner Krankheit auseinander gesetzt und wusste viel darüber. Auch die Ärzte befragte er zum Beispiel bei einem Medikamentenwechsel genau über Folgen und Nebenwirkungen. Er thematisierte sein Wissen aber nicht immer. Das gilt vor allem auch für seine letzte Lebensphase. Er erzählte mir, dass er immer weniger Sandimun braucht. Erst dachte ich, das sei positiv. Erst als ich mich mehr damit auseinander setzte, kam ich zu dem Ergebnis, dass es kein gutes Zeichen war, wenn man nach einer so langen, stabilen Phase Sandimun reduziert. Mir kam der Verdacht, dass die Leber nicht mehr so gut „verstoffwechselte".

Ich denke, dass mein Vater darüber auch Bescheid wusste, zu Hause sprach er aber nicht darüber. Ich thematisierte es nicht, um ihn nicht zu beunruhigen, er sprach nicht darüber, weil er so lange wie möglich normal leben und die anderen Familienmitglieder nicht beunruhigen wollte.

Der Sohn Frank Schollenberger

Ich erinnere mich, dass mein Vater zu Beginn noch sehr lange, zwischen acht und zehn Stunden, dialysiert werden musste. Als kleines Kind habe ich davon natürlich nur wenig mitbekommen.

Ich habe nur noch vage Erinnerungen daran, dass ich oft mit der Mutter nach Stuttgart gefahren bin, um den Vater im Katharinenhospital abzuholen. Wenn es meinem Vater sehr schlecht ging, blieb ich oft auch über Nacht bei meinen Großeltern. Ich spürte auch als Kind, dass die Situation für meine Mutter sehr belastend war. Selbst als kleines Kind merkt man, wenn die Mutter aufgeregt und angespannt ist. Gesagt hat sie mir aber nie, dass sie Angst hat.

Bewusst erlebt habe ich die Krankheit des Vaters eigentlich erst mit Beginn der Heimdialyse. Da sah ich dann die Maschine das erste Mal genauer, bei den seltenen und kurzen Besuchen im Krankenhaus habe ich mich damit kaum beschäftigt.

Als Kind zitterte man immer mit dem Vater mit, wenn es ihm schlecht ging. Vor allem bei Komplikationen spürte ich die Bedrohung. Ich erinnere mich an eine Situation, als beim Abschließen Luft in die Arterie kam. Vater wusste nicht, wie viel Luft es war, aber selbstverständlich war klar, dass es schlimmste Konsequenzen haben konnte. Ich hatte in dieser Situation extreme Angst um den Vater. Er rief im Krankhaus an, was zu tun sein. Man wies ihn an, sich auf die Seite zu legen, all zu viel konnte man anscheinend nicht machen.

Als ich noch kleiner war, habe ich während der Dialyse oft bei meinem Vater im Bett gesessen, wir haben ferngesehen oder gespielt. Ich habe diese Nähe zum Vater genossen, er war immer da zum Spielen und zum Reden. Später wurde dies oft von den krisenhaften Momenten überlagert, ich verstand dann die Bedrohlichkeit mancher Situation.

Vor der Technik hatte ich keine Angst, es war Normalität, an die man sich mit der Zeit einfach gewöhnt hatte. Ich fragte den Vater schon manchmal, was dieses oder jenes Teil sei oder was jetzt gerade passierte und er erklärte mir dann auch jedes Mal die Vorgänge. Dialyse war ein selbstverständlicher Teil des Alltagslebens. Erst später wurde mir wirklich die gesamte Tragweite der Tatsache bewusst, dass das Leben meines Vaters voll und ganz von dieser Maschine abhängig war und welche Gefährdungen damit verbunden waren. Ab dreizehn oder vierzehn Jahren hatte ich unterschwellig immer die Angst, dass irgendetwas mit meinem Vater passieren, dass eine lebensbedrohliche Situation eintreten könnte.

Zu einigen Ärzten hatte er einen engen Kontakt. Er rief

häufig im Krankenhaus an, um nachzufragen, wie er sich in bestimmten Situationen verhalten sollte. Er hat nicht einfach alles hingenommen, sondern stets versucht, vieles selbst in die Hand zu nehmen.

Er pflegte einen engen Kontakt zu anderen Patienten, sie trafen sich häufig mit seinen „Kollegen" in unserem Garten.

In unserer Familie waren die Rollen getauscht: Der Vater war zu Hause, die Mutter ging arbeiten.

Vater war ein ausgezeichneter Koch. Wenn ich mittags aus der Schule kam, war das Essen fertig. Am Nachmittag war Vater immer da, wenn es etwas zu besprechen gab. Er hatte viel Zeit, um sich mit uns Kindern zu beschäftigen. Mein Verhältnis zum Vater war sicherlich enger, als bei anderen Kindern, deren Väter zur Arbeit gehen. Das heißt aber nicht, dass ich ein engeres Verhältnis zum Vater als zur Mutter hatte.

Die einzigen Zeiten, in denen mein Vater nicht zu Hause war, waren die nicht seltenen Krankenhausaufenthalte, die immer mit Aufregung und Sorge verbunden waren. Mit dieser Angst lernten wir Kinder aber schon früh umzugehen, sie war Teil unseres Lebens. Je älter ich wurde, desto besser konnte ich damit umgehen. Gerade als Jugendlicher hatte ich große Angst um meinen Vater, natürlich auch verbunden mit der Angst, wie es mit der Familie ohne ihn weitergehen sollte. Die Angst wurde jedoch mit zunehmendem Alter kleiner.

Mein Vater wusste genau, was er kochen durfte und was nicht. Ich hatte aber nie das Gefühl, dass wir auf etwas verzichten mussten. Da er selbst kochte, konnte er immer darauf achten, dass es auch etwas für ihn Verträgliches gab.

Er war sehr diszipliniert und hielt sich an die wichtigsten Essenregeln, beachtete vor allem strikt seine Trinkmengenbeschränkung. Gleichzeitig versuchte er, ein möglichst normales Leben zu führen und seine Kinder möglichst wenig mit seiner Krankheit zu belasten.

Eine der schlimmsten Komplikationen, die ich während der Heimdialysezeit miterlebte, war ein Riss im Schlauchsystem. Ich kann mich nicht mehr erinnern, was ich in diesem Moment gemacht habe, ob ich weggelaufen bin oder geholfen habe. Woran ich mich aber genau erinnere, ist das Gefühl der furchtbaren Angst. „Bitte, lieber Gott, hilf dem Vater", habe ich gebetet.

Die Freunde wussten, dass der Vater Dialysepatient war. Es war unter uns Kindern und Jugendlichen aber nie ein Thema. Auch bei anderen Klassenkameraden gab es schwer kranke Eltern, darüber wurde aber nicht gesprochen.

Ich empfand nie, dass wir durch die Krankheit des Vaters in unserem Leben eingeschränkt wurden. Natürlich haben wir unser Leben nach der Dialyse ausgerichtet, ich hatte aber nie das Gefühl, dass mir dadurch etwas fehlte.

Vor allem beim Urlaub gab es keine Einschränkungen, im Gegenteil: Wir waren sicher mehr in Urlaub als viele andere Familien. Natürlich wurde der Urlaubsort nach dem Vorhandensein und der Qualität der Urlaubsdialyse ausgewählt. Deshalb fuhren wir oft nach Kreuth am Tegernsee, wo es mir immer gut gefiel.

Während für meine Schwester Kreuth heute noch ein rotes Tuch ist, fühlte ich mich dort pudelwohl. Ich war halt sieben Jahre jünger als sie und bin bis heute ein absoluter Bergfan geblieben.

Am Dialysetag wurde das Ferienprogramm etwas kürzer gestaltet, weil mein Vater am späten Nachmittag zur Behandlung musste. Wir hatten ein wunderbares Quartier, wo es auch noch andere Jungs in meinem Alter gab. Ich habe mich nie beschwert, wenn es hieß, wir fahren wieder nach Kreuth.

Ich bin auch oft mit zur Dialyse gegangen oder habe Vater dort besucht, es interessierte mich, wie es ihm ging.

Die Transplantation war ein aufregendes Ereignis. Vater wünschte sie sich ja schon lange, aber seine Erkrankung am Bein sprach dagegen. Die Operation kam sehr plötzlich. An dem Tag war ich sehr aufgeregt, bin ständig auf und ab gelaufen. Wir wussten ja von anderen Patienten, was schief gehen kann. Die Unsicherheit, ob die Niere angenommen oder abgestoßen wird, ob sie funktionierte, beherrschte die Wochen nach der Operation.

Durch die Transplantation wurde das Leben für meine Eltern viel leichter. Es ging meinem Vater recht gut und die Belastung durch die Dialyse fiel weg. Vor allem für meine Mutter war das sicherlich eine große Entlastung.

Es ging meinem Vater sichtlich besser als während der Dialyse und er war sehr froh, dass die Transplantation erfolgreich war.

Er hatte im Laufe der vielen Jahre gelernt, mit seiner Krankheit zu leben. Es war ihm völlig bewusst, dass er kein hohes Alter erreichen würde. Ich erinnere mich sehr gut an die letzten Monate vor seinem Tod, er hat damals geahnt, dass er nicht mehr lange zu leben hatte. Auf der Heimfahrt vom Gardasee sagte er zu meiner Mutter: „Das wird wohl das letzte Mal gewesen sein, dass wir dort waren".

Wenn ich ihn fragte, wie es ihm gehe, klagte er nie. Er sagte bis zum Schluss, dass er zufrieden sei, „aber irgendwann käme halt das Ende". Als er im September 1998 ins Krankenhaus kam, war er sich wohl sehr sicher, dass er in Kürze sterben würde. Er war darüber aber nicht verzweifelt. In den letzten Wochen seines Lebens war ich noch oft bei ihm, wir konnten wirklich alle Abschied von ihm nehmen.

Meine Tochter war sechs Jahre, als ihr Opa starb, es war für sie ein schwerer Verlust. Mein Vater war sehr einfühlsam und geduldig, war ein wunderbarer Zuhörer, was für Kinder sehr wichtig ist. Sie war oft in den Ferien bei ihren Großeltern und da war es dann der Opa, der immer zu Hause war. Mit ihm ging sie einkaufen, sie kochten zusammen, mit ihm spielte sie. Opa hörte ihr immer zu. Sie vermisst ihren Opa noch heute.

Ich habe von meinem Vater vor allem gelernt, nicht aufzugeben, auch wenn es einem schlecht geht. Trotzt seiner Krankheit war er immer voller Zuversicht und freute sich des Lebens. Durch seine Krankheit ist er als Mensch gereift. Wenn er gefragt wurde, ob er nicht vieles vermisse, was er wegen seiner Krankheit nicht tun oder zum Beispiel beruflich erreichen konnte, sagte er: „Es bringt mir nichts, wenn ich zurückblicke, was ich alles verpasst haben könnte. Ich lebe so, wie ich kann und blicke immer nur nach vorne." Das bewundere ich.

Er führte ein sehr bewusstes Leben, weil er sich immer darüber klar war, dass seine Lebenszeit endlich war.

Bei den Wanderungen in Kreuth mussten wir meinen Vater manchmal schon die Berge hinauf schieben oder ziehen. Ich war immer ungeduldig, wollte unbedingt hinaus. „Du siehst doch, da oben ist schon die Hütte." Vater hat sich dann immer irgendwie aufgerappelt und es tatsächlich geschafft. Mir war gar nicht klar, wie sehr ihn diese Wanderungen tatsächlich anstrengten, er hat es mich auch nie spüren lassen. Unterbewusst habe ich ihm sicherlich sogar geholfen, weil er mich nicht enttäuschen wollte, ging er die Berge hinauf und trainierte damit seine Kondition.

Mein Vater konnte mit andern sehr gut mitfühlen, da hatte ihn seine Krankheit geprägt.

Mein Vater erzählte mir auch von den Anfangsjahren der Dialyse und von der Prognose, dass er nur zwei oder drei Jahre zu leben hätte. Wenn ich darüber nachdenke, macht es mich froh und glücklich, wie viele Jahre ich meinen Vater erleben durfte.

Auch für ihn war es sicher positiv, dass er die Entwicklung der Behandlungsmethoden erleben konnte. Ein Patient, der heute dialysepflichtig wird, erlebt ja kaum noch positive Veränderungen, weil die Methode schon sehr weit perfektioniert ist. Mein Vater hat sehr viele Fortschritte erlebt und war dankbar dafür. Vor allem auch für die Psyche ist es sicher sehr gut, das Gefühl zu haben, dass sich die eigene Situation stetig verbessert.

Meine Eltern haben alles Denkbare unternommen, um uns Kindern ein normales Familienleben zu geben. Sicherlich war das auch einer der Gründe dafür, nachts zu dialysieren. Vor allem für meine Mutter war das sehr anstrengend, weil sie in diesen Nächten nur wenig und unruhig geschlafen hat.

Mein Vater hat mich beruflich nie in eine bestimmte Richtung beeinflusst. Ich hatte mit ihm auch nie wirklich harte Auseinandersetzungen, obwohl mein Vater während meiner Kindheit eher streng war. Mit zunehmendem Alter gab es keinen wirklichen Streit mehr.

Meine Mutter war recht impulsiv, deshalb gab es auch schon mal eine Auseinandersetzung zwischen den Eltern. Es war aber nie ein existenzieller Streit, die Eltern hielten immer zusammen. Die Krankheit hat diese Beziehung sicher noch intensiver und enger gemacht.

Natürlich war mein Vater häufig krank oder es musste etwas an der Fistel gerichtet werden. Oft war dies natürlich mit Krankenhausaufenthalten verbunden. Im Großen und Ganzen ist mein Vater aber von Katastrophen verschont geblieben, was sicherlich vor allem daran liegt, dass er sich intensiv mit seiner Krankheit beschäftigt und sehr bewusst gelebt hat.

Nach den Wanderungen, wenn er stark geschwitzt hatte, war es für ihn dann ein Höhepunkt, dass er auf der Hütte ein Radler trinken konnte, ansonsten hielt er sich strikt an seine Trinkmengenbeschränkung.

Ein einziges Mal habe ich meinen Vater deprimiert erlebt. Ich erinnere mich nicht mehr an den Grund, warum er damals ins Krankenhaus musste, aber er war so am Boden zerstört, dass er geweint hat.

Für viele Kinder sind die Eltern sicher Vorbilder, ich kann aber wirklich sagen, dass mein Vater ein besonderer Mensch war. Er wurde durch seine Krankheit stark geprägt. Er ist für mich in vielen Dingen ein Vorbild, vor allem was seine Geduld, seine Großzügigkeit und seine Toleranz anging.

Christiane Kloss-Scheurer:
„Mein normales Leben mit der Peritonealdialyse"

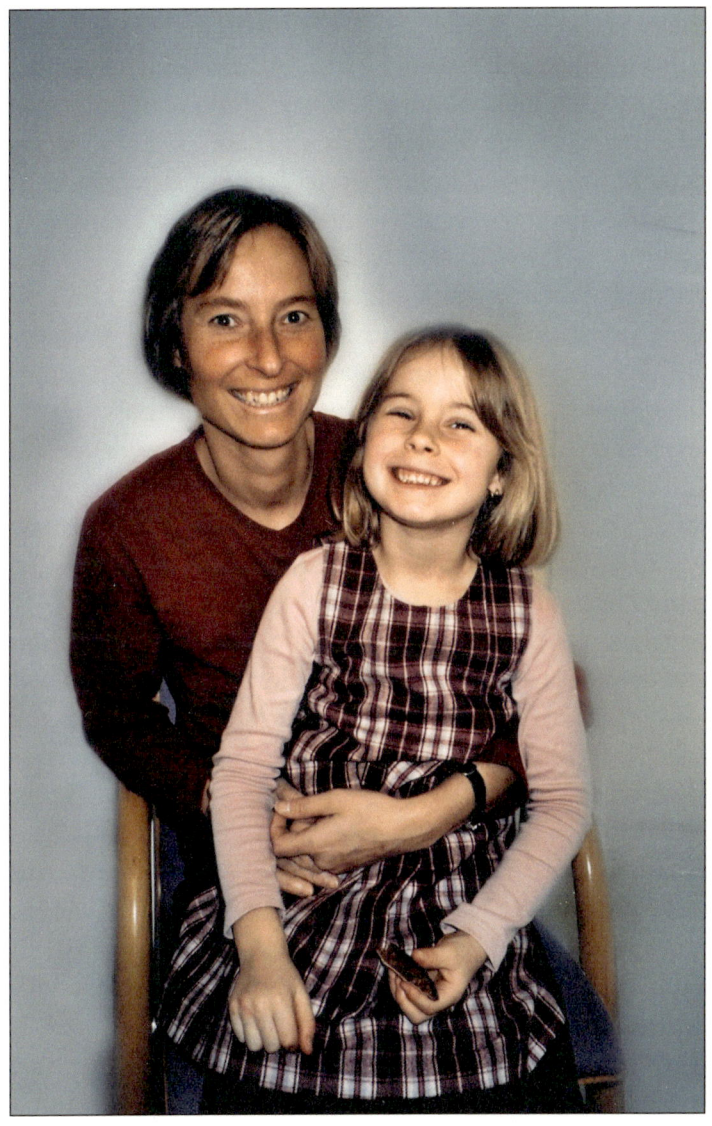

Vor meiner Erkrankung war ich kerngesund, arbeitete als Architektin, war verheiratet und wurde dann schwanger, kurz und gut: Ich lebte ein völlig normales Leben.

In der Schwangerschaft gab es Komplikationen, gegen Ende kam es zu Bluthochdruck, es wurde Eiweiß im Urin festgestellt und es bildeten sich Ödeme. Vierzehn Tage vor dem Geburtstermin wurde mein Kind mit einem Notkaiserschnitt geboren. Man hatte den Verdacht, dass ich am HELPP-Syndrom erkrankt war, einer schweren Form der normalen Schwangerschaftsvergiftung, bekannter unter dem Namen Gestose.

Nach vier Wochen wurde ich aus der Entbindungsklinik entlassen und hatte zunehmend Beschwerden mit Unwohlsein und Übelkeit. Der Hausarzt machte Blutuntersuchungen, der Kreatininwert war stark erhöht und stieg innerhalb von fünf Tagen um drei Punkte. Mit einem Kreatininwert von fünf wurde ich dann ins Robert-Bosch-Krankenhaus in Stuttgart eingeliefert, wo man verschiedene Untersuchungen vornahm. Dabei wurde festgestellt, dass ich unter einem Hämolytisch-urämischen Syndrom litt, das zum Nierenversagen führte. Die Ursachen waren nicht klar, es ist eine sehr seltene Krankheit, man denkt aber, dass es durch die Hormonumstellung in der Schwangerschaft bedingt ist. Vereinfacht gesagt handelt es sich um eine Blutbildveränderung und die Filter der Nieren sind damit quasi verstopft worden.

Als Erstes versuchte man mit einem Plasmaaustausch, die Situation in den Griff zu bekommen, parallel dazu wurde über einen Katheter am Hals eine Hämodialyse durchgeführt. Obwohl man mir von Anfang an gesagt hatte, dass es keine Garantie für den Erfolg der Therapie gäbe, habe ich den Gedanken an eine chronische Erkrankung nicht zugelassen. Ich konnte mir überhaupt nicht vorstellen, wirklich schwer krank zu sein. Durch die Krankheit, aber auch durch die Belastungen des Plasmaaustausches und der Hämodialyse war ich körperlich so am Ende, das ich die Wirklichkeit überhaupt nicht realisierte.

Dann kam aber der Moment, an dem ich mich endgültig mit der Situation auseinander setzen musste, dass ich von heute auf morgen nierenkrank war. Als das große Ärzteaufgebot mein Zimmer betrat, wusste ich sofort, was es zu bedeuten hatte. Man erklärte mir, dass mein Nierenversagen irreparabel ist und ich damit dialysepflichtig bin. „Sie wissen, es gibt zwei Möglichkeiten. Die Hämodialyse kennen Sie bereits, das andere Verfahren werden Sie jetzt kennen lernen."
Es war wie ein Schlag vor den Kopf, im ersten Moment konnte ich es überhaupt nicht fassen. Seit der Geburt waren neun Wochen vergangen und noch immer ging es mir körperlich sehr schlecht. Die ganze Tragweite der Diagnose konnte ich noch nicht beurteilen. Als mir die Frage gestellt wurde, mit welchem Verfahren ich dialysieren wollte, Hämodialyse oder Peritonealdialyse, fiel ich in ein tiefes Loch. Damit war es endgültig, dass meine Krankheit nicht reparabel ist.
Gefühlsmäßig neigte ich dann aber schnell dazu, mich gegen die Hämodialyse und für die CAPD zu entscheiden. Je mehr ich darüber nachdachte, desto sicherer wurde ich in dieser Entscheidung. Die Hämodialyse kannte ich ja bereits aus eigener Erfahrung, wenn auch mit Shaldon-Katheder und nicht mit Shunt. Ich hatte mir während der Behandlungen erklären lassen, was dort mit mir passierte. Es ging aber eher um ein distanziertes Interesse, ich fühlte mich nicht als Betroffene. Trotzdem – und vielleicht auch gerade deshalb – war mir die Hämodialyse mit ihrer ganzen Technik und der Blutwäsche außerhalb des Körpers suspekt. Die Vorstellung, völlig von einer Maschine abhängig zu sein, schockierte mich.
Nun begann die Phase der Beratung und Information.

Man legte mir in Gesprächen die Vor- und Nachteile der Hämodialyse wie der Peritonealdialyse sehr objektiv dar. Bei der Hämodialyse bestünde der größte Vorteil darin, dass ich mit der Therapie an sich nichts zu tun hätte. Ich würde drei Mal in der Woche in ein Dialysezentrum gehen, um mich behandeln zu lassen und müsste mich zu Hause damit kaum auseinander setzen. Die Shuntoperation sei relativ unkompliziert, es gäbe allerdings das Risiko, dass er einmal verstopfen könnte und dann Überbrückungen gelegt werden müssten. Auch die Nachteile der Peritonealdialyse wurden dargelegt: Wasser im Bauchraum, Beeinträchtigungen beim Sport usw. In keiner Weise wurde hier irgendetwas beschönigt. Man zeigte mir zum Beispiel auch, wie ein Exitinfekt aussieht.

Bei der CAPD gefiel mir von Anfang an vor allem der Gedanke, endlich nach zehn Wochen das Krankenhaus verlassen und die Behandlung zu Hause durchführen zu können. Ich sah die Möglichkeit, das Verfahren in den normalen Tagesablauf einer jungen Mutter zu integrieren und nicht dreimal pro Woche stundenlang von zu Hause weg zu sein und dabei mein Kind alleine lassen zu müssen.

Kurzfristig vermittelte man mir den Kontakt zu einer CAPD-Patientin, mit der ich mich privat unterhalten konnte, ohne dass Ärzte oder Pflegepersonen dabei waren. Sie zeigte mir auch ihren Katheter und beschrieb mir ihr Leben mit der CAPD. Dieses Gespräch war sehr hilfreich für mich. Die Frau war genauso alt wie ich und aus ihrem Mund zu hören, wie gut sie mit dem Verfahren klar kommt, hat mir die Entscheidung viel leichter gemacht.

Es folgten die Beratungsgespräche für die CAPD, wo mir die Technik genauestens erklärt wurde. Der Oberarzt sagte mir, das Personal für diese Beratungsgespräche sei so ausgesucht, dass auf gar keinen Fall etwas schöngeredet würde oder dem Patienten zugeredet würde, sich für die CAPD zu entscheiden. Der Patient muss die Vor- und Nachteile aller Verfahren kennen und sich dann selbst für eine Methode entscheiden. Mein Mann war bei diesem Beratungsgespräch dabei.

Ich war zunächst schockiert, nicht über das Verfahren, sondern darüber, dass ich nun eine Entscheidung treffen musste. Die CAPD empfand ich, nachdem ich es mir bei der Patientin angesehen hatte, als ein sehr „sauberes" Verfahren, weil es nichts mit Blut zu tun hatte. Mich beeindruckte vor allem, dass bei der CAPD der Körper selber dazu beiträgt, zu entgiften und zu entwässern und nicht alles ausschließlich von einer Maschine abhängt.

Nach meiner Entscheidung für die CAPD ging dann alles recht schnell, der Katheter wurde implantiert, was auch gut klappte. Nach dieser Operation fühlte ich mich erleichtert, denn es gab jetzt eine konkrete Perspektive. Auf mich wartete das Training und anschließend die ersehnte Entlassung aus dem Krankenhaus. Jetzt wusste ich endlich, worauf ich hinarbeiten konnte. Schon kurz nach der Operation wurde der Katheter gespült. Dabei wird mit einem ganz geringen Volumen begonnen, davon spürte ich überhaupt nichts.

Das Training lief in einer sehr liebevollen Atmosphäre ab. Die Schwestern achteten genau darauf, dass ich nicht überlastet wurde. Meine Konzentrationsfähigkeit war aufgrund der vielen Medikamente deutlich herabgesetzt, deshalb mutete man mir nur sehr wenig zu.

Zuerst nahm die Schwester den Flüssigkeitswechsel vor, dabei wurde ich ständig danach gefragt, ob es mir gut gehe, was ich im Bauch fühle, ob es unangenehm sei. Am Anfang wurde die Flüssigkeit sofort wieder ausgelassen. Beim zweiten oder dritten Mal wurde dann die Flüssigkeit für eine kurze Zeit im Bauch belassen.

Am zweiten Tag des Trainings wechselte ich das erste Mal selbst die Flüssigkeit. Es kam mir von Anfang an absolut natürlich vor.

Eine Woche später wurde ich aus dem Krankenhaus entlassen und war vor allem froh, endlich wieder zu Hause zu sein. Ich erinnere mich noch gut an meinen ersten Ausflug in die Natur, wo ich spontan dachte: „Wie schön ist doch die Welt!" Es war ein Genuss, draußen zu sein.

Als größten Vorteil empfand ich von Anfang an, mit diesem System der CAPD nicht in ein Dialysezentrum gehen zu müssen, sondern die Behandlung selbst zu Hause durchführen zu können.

Für mich stand fest, dass ich möglichst schnell zur APD wechseln wollte, wenn es für mich in Frage kommt. Schon die Aussicht darauf war positiv und ich habe es dann ja auch nach fünf Monaten geschafft.

Während des PD-Trainings musste ich noch hämodialysiert werden. Auch dort bekam ich Besuch von den Schwestern und wurde zu Fragen der Ernährung unter der CAPD beraten. Ich esse sehr gerne Obst und Gemüse und die Aussicht, mich wieder gewohnt ernähren zu können und nicht eine kaliumarme Diät einhalten zu müssen, war für mich ein gewichtiges Argument für die CAPD.

Die Gespräche standen immer unter dem Motto: „Alles ist erlaubt." Wesentlich war natürlich die Information, in welchen Produkten viel Phosphat enthalten ist. Die extrem kaliumhaltigen Lebensmittel wurden auch benannt. Gleichzeitig wurde immer wieder betont, dass man bei sorgfältigem Aussuchen mehr oder weniger alles essen kann. Exemplarisch wurden die einzelnen Mahlzeiten durchgegangen: Was habe ich bisher gegessen, was sollte ich künftig davon weglassen oder ergänzen? Besonders wichtig sind oft die Kleinigkeiten, z. B. anstatt Milch ein Gemisch aus Sahne und Wasser zu nehmen. Weil ich auch bisher kaum Fertigprodukte, die ja viel Phosphat enthalten, gegessen hatte, fiel ein Umstellungsproblem, das andere Patienten haben, schon einmal weg. Trotzdem schien es mir unmöglich, jemals die Werte der einzelnen Lebensmittel im Kopf zu haben. Ich konnte mir überhaupt nicht vorstellen, wie es mir gelingen sollte, mich richtig zu ernähren bei all dieser Auswiegerei. Nach diesem Gespräch lag ich einfach da und weinte. „Wie soll ich das nur alles schaffen!„

In der Praxis stellte sich dann das Ernährungsproblem als weit weniger dramatisch heraus. Ich weiß heute, was ich esse. Natürlich vermeide ich ganz konsequent manche Produkte wie z. B. Schmelzkäse, was mir aber überhaupt nicht schwer fällt. Ich esse auch mal ein Eis zwischendurch und auch beim Obst verzichte ich auf nichts. Ich liebe Bananenquark, der eigentlich auf dem „Index" stehen müsste. Natürlich esse ich es nicht jeden Tag, aber doch hin und wieder. Wenn ich den Bananenquark esse, dann gibt es nicht unbedingt am gleichen Tag Kartoffeln. Aber es gibt Tage, an denen ich mittags ausschließlich Kartoffeln und Gemüse esse. Am nächsten Tag achte ich dann darauf, dass es etwas anderes gibt. Meine Kaliumwerte sind exzellent.

Unbewusst kontrolliere ich mich natürlich schon. Ich kann an jedem Abend genau sagen, was ich den Tag über gegessen habe und auch, was es gestern gab. Ich bilanziere das aber nicht mehr in Zahlen, sondern gehe vom Gefühl her richtig damit um.

Als ich aus dem Krankenhaus entlassen wurde, bot man mir

an, dass abends eine Dialyseschwester zu mir kommen würde, um die erste Dialyse gemeinsam mit mir durchzuführen und mich über das kommende Wochenende zu begleiten. Eine Stunde vor dem Termin rief ich an, es bräuchte niemand zu kommen. Mein Mann war auch „trainiert", interessierte sich auch sehr für das Verfahren und kannte sich dementsprechend gut aus, sodass ich das Gefühl hatte, wir schaffen es allein. Im Prinzip kann man mit den modernen Systemen ohnehin kaum etwas falsch machen. Ich fühlte mich sehr sicher, außerdem hatte ich eine Telefonnummer, die ich rund um die Uhr anrufen konnte, um mir Ratschläge und Hilfe zu holen.

Diese „Hotline" habe ich im Laufe der Zeit auch mehrere Male genutzt.

Nach der Entlassung aus dem Krankenhaus ging es mir immer noch nicht sehr gut, die Folgen der Operationen und der langen Medikamenteneinnahme waren noch deutlich spürbar. Es dauerte auch fünf Tage, das Wasser aus meinem Körper zu bekommen. Als ich das erste Mal wieder meine Knöchel sehen konnte, bin ich vor Freude fast an die Decke gesprungen. Der Erfolg der Therapie stellte sich also im wahrsten Sinne des Wortes sichtbar ein, ich spürte dann auch, dass es mir nach und nach besser ging.

Das erste halbe Jahr war natürlich sehr schwierig, denn neben meiner Krankheit musste ich auch noch lernen, dass ich jetzt Mutter bin und eine Familie zu versorgen habe. Später bekam ich psychische Probleme, die sich in Form von Essstörungen äußerten. Am Ende konnte ich keine Nahrung mehr bei mir behalten. Heute denke ich, dass die Ursache darin lag, dass ich die Krankheit grundsätzlich nicht akzeptieren konnte. Dazu kamen die äußerlichen Veränderungen durch den Bauch bei der CAPD. Auch heute bin ich der Meinung, dass dies der größte Nachteil der CAPD ist, vor allem für Frauen.

Wegen meiner Schwangerschaft war die Bauchdecke natürlich noch sehr ausgeleiert. Wenn ich zwei Liter Flüssigkeit im Bauchraum hatte, sah ich aus wie im siebten Schwangerschaftsmonat. Ich wurde auch einige Male darauf angesprochen, wann denn nun das Baby käme. Damit bekam ich zunehmend psychische Schwierigkeiten – ein weiteres Argument für die automatische Dialyse über Nacht.

Derzeit ist das kein Problem mehr, die Bauchdecke ist wieder straff und mit 1,5 Litern fällt es kaum auf.

Das alltägliche Leben mit der Peritonealdialyse wird natürlich zunächst einmal sehr vom viermaligen Beutelwechsel am Tag bestimmt. Die Mobilität ist damit eingeschränkt, weil man zu einer bestimmten Zeit zu Hause oder an einem Platz sein muss, an dem die Wechsel gemacht werden können. Mit der APD kann ich mich völlig frei bewegen, ich nehme meine Maschine überall mit hin, auch wenn es zum Beispiel bei Flugreisen nicht so einfach ist. Viele Airlines weigern sich, die Maschine in der Kabine mitzunehmen, weil sie zu groß und zu schwer ist. Es ist ein großer Aufwand, das im Vorfeld abzuklären und am Ende ist es immer noch vom Wohlwollen des Bodenpersonals beim Check-in abhängig. Nach den Anschlägen vom 11. September machen es die verstärkten Sicherheitsvorkehrungen immer schwerer, schließlich will ich ein elektronisches Gerät mit an Bord nehmen, das niemand vom Sicherheitspersonal vorher schon einmal gesehen hat und das im Prinzip alles Mögliche sein könnte.

Bei meinem ersten Katheter hatte ich hin und wieder das Problem, dass er sich ansaugte und die Flüssigkeit nicht auslief. Ich wusste natürlich, was ich machen konnte: gymnastische Übungen, auf der Stelle hüpfen. Zweimal half aber alles nichts und ich fuhr in die Ambulanz, wo der Katheder mit Heparin wieder in Gang gebracht wurde.

An der APD tauchte dieses Problem nicht mehr auf. Tritt hier ein Widerstand auf, saugt die Maschine einfach stärker. Hier gab es dann natürlich auch schon mal mitten in der Nacht Alarm und wenn ich trotz Training und Handbuch nicht weiter wusste, nutzte ich die Telefonhotline. In zwei Fällen musste die Maschine ausgetauscht werden, was innerhalb von 24 Stunden garantiert wird. Wichtig ist, dass man in einer solchen Situation über das Telefon beruhigt wird. Außerdem hatte ich Kontakt zu Mitpatienten, die einem in solchen Situationen sehr helfen können. Von diesem direkten Kontakt zu anderen Patienten halte ich viel. Jemanden zu finden, mit dem man sich gut versteht und mit dem man sich austauschen kann, ist ungemein wichtig.

Inzwischen bin ich eine routinierte Patientin und bleibe bei einem Alarm ganz ruhig.

Insgesamt bin ich aber natürlich nicht so leistungsfähig wie gesunde Menschen, ich muss mit meinen Kräften bewusst haushalten. Im Grunde genommen kann ich mein Leben aber fast wie eine Gesunde führen.

In unserem Zentrum werden wir alle zu verantwortungsbewussten Patienten erzogen. Ich kenne niemanden, der seine Behandlung nicht so durchführt, wie es ihm vorgeschrieben ist, aber wir haben im Prinzip alle Freiheiten, die Dinge so zu verändern, dass wir die Therapie unseren Lebensumständen anpassen können. Das bedeutet zum Beispiel, dass ich meine Behandlungszeit jeden Abend am Gerät neu programmiere. Ich versuche immer, die maximale Zeit zu dialysieren. Wenn ich allerdings abends ausgehe und später ins Bett komme, dann ist die Zeit auch schon einmal kürzer. Dafür versuche ich am nächsten Tag, entweder länger zu dialysieren oder einen Wechsel mehr zu machen. Diese Freiheit, die Therapie nach meinen individuellen Lebensumständen ausrichten zu können, schätze ich sehr.

Natürlich ist es auch eine Belastung, einen Katheter im Bauch zu haben. Im Vergleich zu einem „Shunt-Arm" ist es meines Erachtens aber das kleinere Übel. Der Katheter ist außen nicht sichtbar.

Sportlich mache ich heute alles, ich gehe auch schwimmen. Wir fahren im Urlaub immer ans Meer, wo man wegen des Salzwassers auch ohne Pflaster schwimmen kann. Mit Klebepflaster gehe ich auch ins Freibad. Natürlich betreibe ich Sport so, dass ich die Grenzen meiner Belastbarkeit nicht überschreite. Diese Grenzen kenne ich inzwischen sehr gut.

In den mittlerweile fünfeinhalb Jahren Peritonealdialyse hatte ich noch nie eine Peritonitis. Exitinfekte hatte ich mehrere, wobei ich inzwischen weiß, dass sich bei mir psychische Belastungen und Stress in dieser Form äußern. Wo Andere Magenschmerzen bekommen, habe ich einen Exitinfekt.

Meiner Tochter – sie ist inzwischen sechseinhalb Jahre – und anderen Kindern erkläre ich die Dialyse so einfach wie möglich. „Die Mama ist krank und kann nicht Pippi machen und deshalb muss sie an diese Maschine." Meiner Tochter ist es manchmal wichtig, dabei zu sein. Das ist für mich insofern ein Risikofaktor, weil sie sich weigert, einen Mundschutz zu tragen, wenn ich mich anschließe.

Die Reaktionen des Umfeldes hängen sehr davon ab, wie nahe einem die Menschen stehen. Die meisten Menschen, die keine Betroffenen kennen und deshalb auch die Konsequenzen einer Dialyse nicht einschätzen können, machen sich überhaupt keine Vorstellung davon, was es bedeutet, nierenkrank zu sein.

Die Menschen, die mir nahe stehen, waren zuerst froh, dass ich überlebt habe und nach zehn Wochen endlich wieder aus dem Krankenhaus kam. Sie waren begeistert von der Möglichkeit, die Dialyse zu Hause machen zu können. Ich erinnere mich daran, dass ich bei engen Freunden das ein oder andere Mal einen Beutelwechsel auch am Kaffeetisch gemacht habe. Auch meine Eltern haben sich genauso wie mein Mann intensiv mit dem Verfahren auseinander gesetzt. Mein Mann kann die Maschine genauso gut bedienen wie ich. Er musste mir auch einmal eine Katheterverlängerung erneuern, als im Urlaub in der Toskana der Adapter kaputt ging. Das Hauptproblem bestand darin, ohne steriles Gerät die Verschraubung zu lösen, heute nehme ich alles dafür Notwendige immer mit.

In den ersten Monaten der APD schlief ich nur sehr schlecht mit dem Gerät, bei jedem Geräusch wurde ich wach. Es ärgert mich wahnsinnig, dass die Herstellerfirma dieses Problem ignoriert. Sie behaupten einfach, man würde das Gerät nicht hören, was nicht stimmt. Obwohl mein Vater mir ein schallgedämpftes Gehäuse gebaut hat, höre ich die Maschine immer noch.

Wenn ich schlecht schlafe, wache ich auch heute bei jedem Wechsel auf und zwar nicht vom Ziehen im Bauch, sondern von dem Geräusch. Während die Maschine nicht wechselt, pumpt sie trotzdem, was auch ein schlürfendes Geräusch gibt.

Weitere Komplikationen kommen in der Nacht nur selten vor, vielleicht einmal im Monat knickt der Silikonschlauch so ab, dass er blockiert ist, dann gibt es Alarm.

Einem Peritonealdialysepatienten sieht man viel weniger an, dass er nierenkrank ist, als einem Hämodialysepatienten.

Zu einer Einschränkung beim Reisen kommt es durch die Materiallieferung. Rund zwei Monate vorher muss man der Herstellerfirma die Lieferadresse für das Material benennen. Spontane längere Reisen sind also nicht möglich. Wir fahren deshalb oft mit dem Wohnwagen, weil wir hier mehr Material mitnehmen können, ich benötige pro Tag siebzehn Liter Dialyseflüssigkeit. Wenn wir im Sommer drei Wochen unterwegs sind, muss ich allerdings vorher den Campingplatz buchen und abklären, dass sie das Material annehmen. Die Reise muss also vorher geplant werden.

Die Materiallieferungen sind immer problemlos am Ort eingetroffen, das funktioniert absolut zuverlässig.

Schwierigkeiten gab es einmal am Schweizer Zoll. Ich hatte für drei Tage Material im Kofferraum, was natürlich schon einige Kartons waren, der Kofferraum war voll und die Maschine stand deshalb auf dem Rücksitz. Natürlich fragte der Zöllner, was das für eine Maschine sei. Ich zeigte ihm meinen Schwerbehindertenausweis und erklärte ihm, es handele sich um eine Maschine zur Bauchfelldialyse. Ob das alles für meinen Eigenbedarf wäre, fragte der Zöllner. Ich bejahte, er glaubte mir aber nicht. „Wie wollen Sie das denn beurteilen?" Ich wurde schon etwas massiver und der Zöllner ließ mich zu guter Letzt dann doch fahren, nachdem er einen Zettel gelesen hatte, der auf einem Karton klebte und auf dem die Firma Baxter dem Robert-Bosch-Krankenhaus die Lieferung bestätigte.

Auf einer Reise nach Frankreich kam es zu einem etwas dramatischeren Zwischenfall. Als ich unterwegs auf einem Parkplatz die Beutel wechselte, sah ich, dass am Einlaufbeutel Tropfen runter liefen. Wahrscheinlich war es nur Kondenswasser, in diesem Moment wusste ich das aber natürlich nicht. Also rief ich im Robert-Bosch-Krankenhaus an. Glücklicherweise wollten meine Eltern kurze Zeit später auf den gleichen Campingplatz fahren. Sie bekamen im Robert-Bosch-Krankenhaus eine Kurzanleitung über Antibiotika-Therapie bei Verdacht auf Peritonitis. Ich habe dann drei Tage eine Antibiotikaprophylaxe genommen.

Inzwischen gehe ich mit solchen Zwischenfällen recht gelassen um. Ich weiß, dass es für jedes Problem auch eine Lösung gibt.

Wenn ich Schmerzen bekomme, die ich nicht zuordnen kann, dann breche ich einen Urlaub auch ab. In einem fremden Krankenhaus möchte ich mich nicht behandeln lassen. Die CAPD ist noch nicht so verbreitet, dass man immer und überall jemanden findet, der sich damit auskennt.

Die größte Veränderung meines Lebens liegt sicher darin, dass ich kaum noch über einen Zeitraum, der länger als ein Jahr ist, plane. Zu schnell können Veränderungen oder Komplikationen auftreten.

Mir ist natürlich bewusst, dass ich die CAPD nicht unendlich lange anwenden kann, bereits in diesem Jahr musste ich das Volumen erhöhen. Das machte mir schon zu schaffen, weil ich mich natürlich sofort fragte, wie lange es noch gehen wird. Natürlich beschäftige ich mich mit jedem kleinen Hinweis auf neue medizinische Errungenschaften, trotzdem mache ich mir aber nicht jeden Tag klar, dass ich irgendwann die CAPD nicht mehr anwenden kann und dann an die Hämodialyse muss. Ich lebe nach dem Motto: Im Moment kann ich gut leben und was morgen oder übermorgen sein wird, weiß ich nicht. Die medizinische Entwicklung schreitet ständig voran, es wird also vielleicht auch viel länger gehen, als man heute denkt.

Ich habe schon eine Transplantation hinter mir, es war eine Niere meiner Mutter. Eine solche Lebendtransplantation würde ich vielleicht heute nicht mehr machen aufgrund der Erfahrung, dass meine Grunderkrankung wieder aufgetreten ist. Wenn ich heute den Anruf bekommen würde, dass ein Organ für mich bereitsteht, dann würde ich es aber sicher machen.

Ich weiß zwar, dass auch bei einer Transplantation nicht alles

Gold ist, was glänzt. Im Moment lebe ich mit einem Minimum an Medikamenten, nach der Transplantation habe ich bis zu dreißig Tabletten am Tag geschluckt. Mit der transplantierten Niere war ich noch unabhängiger und leistungsfähiger, obwohl ich sagen muss, dass ich mich derzeit genauso gut fühle. Am meisten hängt das mit der Normalität meines Lebens zusammen, vor allem damit, dass ich wieder arbeite. Für mich war es nie ein Diskussionspunkt, mich „berenten" zu lassen.

Ich lasse mich, seit ich nierenkrank bin, auch therapeutisch begleiten. Ohne diese Hilfe würde es mir bestimmt nicht so gut gehen. Ich bin ganz sicher, dass die psychische Stabilität ein wesentlicher Faktor für das körperliche Wohlbefinden ist. Wichtig ist es, sich mit seinem Körper auseinander zu setzen und die Krankheit zu akzeptieren.

Die Peritonealdialyse ist sicher nicht für alle Patienten geeignet. Aber für Alle, die ein selbstbestimmtes Leben führen wollen und die mit der Erkrankung und der Therapie verantwortlich umgehen können, ist sie ein sehr gutes Verfahren. Jeder Patient, der dialysepflichtig wird, sollte sich auf jeden Fall mit dieser Alternative zur Hämodialyse auseinander setzen. Noch immer werden Patienten in Deutschland gar nicht oder nur sehr unzureichend über die Möglichkeiten der Peritonealdialyse aufgeklärt.

Ich bin zwar Mitglied im Dialyseverband, engagiere mich aber weder dort noch in einer anderen Selbsthilfegruppe. Die weitaus meisten Mitglieder sind Hämodialysepatienten und viele sagen, sie wollen mit der Therapie eigentlich nichts zu tun haben, sie gehen halt da hin, lassen sich dialysieren, achten ein bisschen auf ihre Ernährung und das war's.
Mir haben nur Gespräche mit betroffenen Frauen im glei-

chen Alter etwas gebracht. Der Augenschein, dass es einer anderen Frau mit diesem Dialyseverfahren gut geht, dass sie ein relativ normales Leben führt und auch gut aussieht, das war für mich entscheidend.

Dialyse heute. Und morgen?

In ihren Anfängen war die Hämodialyse gleichermaßen ein Abenteuer für Patienten, Ärzte und Pflegepersonal – das haben wir in den vorangegangenen Kapiteln an vielen Beispielen gezeigt.

Die frühe, nicht ausgereifte Technik und der Einsatz von Medikamenten, deren Auswirkungen man nicht kannte, waren damals für Forscher und Mediziner die größte Herausforderung. Das Tätigkeitsfeld der Dialyse heute beinhaltet eine völlig andere Problematik.

Nachdem sich die Technik weiter entwickelt hatte, die Antikoagulation besser gelang, und Probleme des Gefäßzugangs gelöst waren, musste die Anzahl der Dialyseplätze dem ständig wachsenden Bedarf angepasst werden.

Heute sind in Deutschland etwa 60.000 Patienten dialysepflichtig; sie werden mit hochmodernen Geräten und Dialysatoren sicherer und komplikationsfreier behandelt. Niemand muss deshalb sterben, weil kein Dialyseplatz zur Verfügung steht. Die Technik ist sicher wie nie zuvor. Urlaub ist schon lange eine Selbstverständlichkeit für die meisten Patienten. Auch die Dialysedauer – und damit die Lebenserwartung der Patienten – steigen kontinuierlich an. War im Jahr 1970 die 500. Dialyse eines Patienten (das bedeutete eine Dialysezeit von vier bis fünf Jahren) noch einen langen Artikel in der lokalen Presse wert, bleibt heute die Anzahl von häufig mehreren tausend Dialysen pro Patient unbeachtet. Trotz allem Fortschritt haben aber die Belastungen für Dialysepatienten nicht abgenommen.

Der Verlust an Mobilität und der eventuelle Verzicht auf Reisen werden von den meisten Patienten als größte Einschränkung empfunden. Im Gegensatz zu früher heißt es für Dialysepatienten aber inzwischen nur, dass sie sich auf Reisen anders vorbereiten müssen.

Denn heutzutage können Dialysepatienten überall in Deutschland und den meisten Ländern der Welt Urlaub machen. Innerhalb Deutschlands lässt sich recht kurzfristig ein Platz für die Hämodialyse finden. Bei Fahrten ins Ausland ist allerdings mehr Zeit für die Organisation einzuplanen. An vielen Orten der Welt besteht die Möglichkeit der „Gastdialyse". Adressen von Feriendialysezentren sind bei Selbsthilfegruppen, spezialisierten Reisebüros sowie in Fachzeitschriftenanzeigen zu finden.

Zu den positivsten Veränderungen für die Patienten im Laufe der „Dialysegeschichte" gehört die im Vergleich zu den Anfangsjahren gänzlich andere Einstellung zur Ernährung – von Diät wird nicht mehr geredet. Nach den heutigen Ernährungsratschlägen für Dialysepatienten gilt: Alles ist erlaubt! Wichtig ist nur die richtige Kombination der Nahrungsmittel nach der Maxime: Appetitlich – schmackhaft – abwechslungsreich.

Die Ernährungsplanung orientiert sich also an den Ernährungsgewohnheiten und -bedürfnissen jedes Einzelnen. In der Beratung wird zuerst besprochen, was der Patient bisher gegessen hat und erst danach, wenn nötig, die Modifikation der Essgewohnheiten und deren Gründe. Ergänzend erhält der Patient Übersichtstabellen mit den wichtigsten Nahrungsmitteln und deren Zusammensetzung.

Patienten entwickeln mit der Zeit ein Gefühl dafür, wie viel Kalium und Phosphat die verwendeten Nahrungsmittel ungefähr enthalten. Die Erfahrung zeigt, dass sie oft sehr gut damit liegen.

Die Behandlung richtet sich heute nach den persönlichen

medizinischen Bedürfnissen. Jedem kann das für ihn am Besten geeignete Verfahren angeboten werden. (Hämodialyse, Hämofiltration, Hämodiafiltration, Peritonealdialyse).

Je nach körperlichem Zustand kann die Therapie in einem Dialysezentrum mit kontinuierlicher, ärztlicher Anwesenheit oder in einem Limited-Care-Zentrum (limited-care bedeutet begrenzte Überwachung) ohne ständige Arztpräsenz durchgeführt werden, oder die Behandlung wird selbstständig zu Hause durchgeführt (Heimhämodialyse, Peritonealdialyse).

Über 90 % der Patienten entscheiden sich für Dialyse- oder LC-Zentren.

Laut „QuaSi Niere" wurden im Jahr 2003 weniger als ein Prozent mit Heimhämodialyse behandelt. Der Anteil der Peritonealdialysepatienten liegt bei fünf Prozent.

Eine gute Alternative zur Zentrumsdialyse ist die Heimhämodialyse. In speziellen Dialysezentren werden Kurse zur Ausbildung in der Heimhämodialyse für Patienten angeboten. Voraussetzung dafür ist, dass der Patient fähig ist, alles Notwendige für eine Dialyse zu Hause zu erlernen. Empfohlen wird die Unterstützung durch eine geeignete Person (meist ein Angehöriger) beim An- und Abschließen, bei Zwischenfällen und evtl. bei der Punktion. Die Heimdialyse bietet wesentliche Vorteile für die Lebensqualität:

- Dialysebeginn und -dauer können dem Lebensrhythmus entsprechend gestaltet werden.
- Im häuslichen Umfeld ist alles „normaler" als im Zentrum. Besseres Eingebundensein in das Familienleben durch weniger Abwesenheit.
- Die Anpassungsleistung an Ärzte und Pflegepersonal ist wesentlich geringer, da sie sich auf weniger Personen beschränkt und dies auch noch in zeitlich größeren Ab-

ständen.

- Die Überlebenszeit nimmt zu, weil pro Behandlung länger dialysiert *werden kann.*

Obwohl die Heimhämodialyse die Überlebenschancen der Patienten vergrößert, wurde sie während der letzten zwei Jahrzehnte immer mehr vernachlässigt. Eine wesentliche Ursache dafür ist sicher, dass ein Teil der Ärzte und Pflegenden heute gar keine oder nur geringe Erfahrung mit der Behandlung in häuslicher Umgebung besitzen.

Die zweite Variante der Heimdialyse ist die CAPD oder Peritonealdialyse; sie ermöglicht dem Patienten die Wahl einer Behandlungsmethode, die ihm ein Maximum an Freiheit und Flexibilität bietet.

Die Peritonitis ist immer noch ein potenzielles Infektionsrisiko. Doch verbesserte und einfachere Handhabung der heutigen Systeme ließ die Infektionsrate deutlich sinken.

Außerdem gibt es in Bezug auf die Ernährung weniger Einschränkungen als bei der Hämodialyse. Das betrifft vor allem den Verzehr von Obst und Gemüse. Auch das Trinken muss bei der Peritonealdialyse wesentlich weniger vorsichtig gehandhabt werden. Nur sehr phosphathaltige Speisen sind mit Zurückhaltung zu genießen.

Da das Dialysat bei der Bauchfelldialyse Glukose enthält, ist diese zusätzliche Kohlehydratzufuhr bei der Ernährungsplanung zu berücksichtigen.

Peritonealdialysepatienten sind auf Reisen unabhängiger. Sie müssen jedoch organisieren, dass ausreichend Dialyseflüssigkeit zum Urlaubsort geliefert wird. Weil sie Wärmeplatte und andere Kleinteile selbst mitnehmen, nimmt das Reisegepäck mehr Platz ein. Mit den verschiedenen Verfahren der Hämodialyse und ihren

Ergebnissen beschäftigt sich eine Studie aus dem Jahr 2003 (Dialysis Qutcomes and Practice Patterns Study, *DOPPS)*. Von insgesamt 9.600 Patienten in 309 Dialysezentren wurden als repräsentative Stichprobe in Deutschland, Frankreich, Italien, Japan, Großbritannien und den USA zwei Jahre lang ausführliche Daten erhoben. Koordinator der Studie für Deutschland war Prof. Jürgen Bommer, Sektion Nephrologie der Medizinischen Universitätsklinik Heidelberg.

Die Auswertungen zeigen erhebliche Unterschiede in den beteiligten Ländern: Jährlich sterben in den USA 23 Prozent der Dialysepatienten, während es in Europa 16 und in Japan weniger als 9 sind.

Mehrere Faktoren sind für diese Differenzen verantwortlich. Die technischen Standards sind zwar in allen Ländern gleich hoch, aber die genetische und körperliche Konstitution der Patienten sind unterschiedlich.

Denn für ein langes Leben der Dialysepatienten ist eine ausgewogene Ernährung besonders wichtig. Auch ihre sozialen Lebensumstände haben entscheidenden Anteil am Behandlungserfolg. Darüber hinaus hat die DOPPS-Studie gezeigt, wie wichtig psychische Verfassung und Lebenseinstellung der Patienten für eine langfristig erfolgreiche Dialysebehandlung sind. Außerdem weist die Studie nach, dass die Patienten in den einzelnen Ländern verschiedene Grundkrankheiten haben. So ist Bluthochdruck unterschiedlich stark verbreitet, ebenso Diabetes, der in Deutschland und den USA die häufigste Ursache für Nierenversagen ist.

Des weiteren befasste sich die Studie mit verschiedenen Vorgehensweisen bei der Hämodialyse, zum Beispiel bei der Schaffung des Gefäßzugangs. In Japan und den europäischen Staaten wird meist schon vor Beginn der Behandlung ein arterio-venöser Shunt angelegt, um die Dialyse dauerhaft durchführen zu können. In den USA dagegen steht am Beginn der

Behandlung häufig ein Katheter, über den Blut zu- und abfließt; später werden Gefäßprothesen bevorzugt. Katheter und Gefäßprothesen sind leichter anzulegen und zu benützen als Shunts, haben aber neben einem deutlich höheren Infektionsrisiko auch eine kürzere Funktionsdauer.

Prognosen gehen davon aus, dass sich die Zahl der Patienten mit Niereninsuffizienz in den kommenden Jahren stark erhöhen wird. Dementsprechend kommt der Auswahl des Nierenersatztherapieverfahrens eine immer größere Bedeutung zu, einerseits vor dem Hintergrund der optimalen Patientenversorgung, andererseits aus Kostengründen.

Früher waren Dialysepatienten jüngere Menschen ohne Zusatzerkrankungen. Heute, wo jeder Patient, der eine Behandlung benötigt, diese selbstverständlich auch bekommt, ist ihre Zusammensetzung nicht mehr homogen und besteht über die oben genannte Gruppe hinaus zusätzlich aus:

- Patienten mit jahre-/ jahrzehntelanger Dialysezeit und daraus resultierenden Folgeerkrankungen
- Patienten, die nach Transplantatversagen wieder eine Dialyse benötigen
- Patienten unterschiedlichster Altersstufen mit Zweit- und Dritterkrankungen wie Diabetes und/oder Herz-Kreislauferkrankungen etc.

So hat sich bei Patienten, die mit der Dialyse beginnen, nicht nur der Altersdurchschnitt immer weiter erhöht, sondern ihr durchschnittlicher Allgemeinzustand ist erheblich schlechter geworden.

Heutige Pflegekräfte müssen sich nicht mehr auf die Entdeckung und Entwicklung von Vorgehensweisen konzentrieren, die den technischen Ablauf der Dialyse und ihre Überwachung betreffen und die Beschäftigung mit der Bedeutung der chronischen Krankheit aus Patientensicht praktisch ausblendet.

Pflegekräfte müssen heute vielmehr verstärkt darüber nachdenken, mit welcher Grundhaltung sie chronisch Kranke bei der Bewältigung ihrer Krankheit besser unterstützen können.

Als Maßstab für die Wahrnehmung und Behandlung der Patienten dient dem Pflegepersonal heute also nicht die akute Erkrankung mit Aussicht auf Heilung, sondern die Erkenntnis, dass für die Behandlung chronisch Kranker, die diese Krankheit lebenslang haben, eine andere Grundhaltung von Nöten ist.

Dazu gehört nicht nur die klinisch-physiologische Betreuung der chronisch Kranken, sondern in gleich hohem Maße die Wahrnehmung, dass wir es mit Menschen zu tun haben, denen der bisher stets verlässliche Boden unter den Füßen weggezogen ist, deren bisherige Identität also nicht mehr gilt, für die der moderne Krankheitsmythos Makulatur geworden ist, der besagt, dass alles wieder gut wird, dass Leidensfreiheit normal ist und man nichts endlos ertragen muss.

Der Körper, der bisher funktioniert und die Beziehungen zur Umwelt nicht beeinträchtigt hat, ist nicht nur vorübergehend, sondern dauerhaft zum Hindernis geworden.

Das Bewusstsein des chronisch Kranken beschäftigt sich mit Verletzbarkeit, Endlichkeit und Tod. Selbstachtung, Selbstbestimmungsrecht und die Kontrolle über Zukunftsentwürfe sind fragwürdig geworden. Dazu kommt das Gefühl, für die Gesellschaft dauerhaft nutzlos und überflüssig zu sein.

Während für Akutkranke eine Halt gebende, soziale Rolle vorgesehen ist, sieht die Gesellschaft für den chronisch Kranken eine solche Rolle nicht vor, sodass er mit seiner Hoffnungslosigkeit und Verzweiflung allein bleibt.

Die Wahrnehmung von Mimik und Gestik bei Gesprächen

mit chronisch Kranken, das Zulassen ihrer Verzweiflung und Hoffnungslosigkeit sind die wichtigsten Voraussetzungen dafür, dass wir nicht versuchen, ihnen ermunternd auf die Schulter zu klopfen, sie zu trösten. Dies wird als Verspottung empfunden und führt dazu, dass der Patient mit Aggressivität sich selbst oder anderen gegenüber reagiert.

Es ist daher mehr als angemessen zu versuchen, jeden einzelnen chronisch Kranken dort zu erreichen und abzuholen, wo er sich in seiner momentanen Verzweiflung befindet. Dies wird oft nicht leicht sein, da Patienten dazu neigen, ihre Verzweiflung zu überspielen. Dennoch muss sie angesprochen und mit ihnen geteilt werden.

Mit welcher Haltung ist dies möglich? Während wir bei Akutkranken in der Regel den aktiven Part spielen und der Patient passiv ist, ist es bei chronisch Kranken von der Grundhaltung her eher umgekehrt. Durch Passivität der Pflegekraft hat der Patient die Möglichkeit, zu einer neuen Aktivität zu finden. Es geht zuerst einmal darum, den Patienten in seiner Verletzlichkeit wahr- und anzunehmen und ihm unser Verständnis dafür zu zeigen, indem wir eben nicht versuchen, ihm seine Gefühle auszureden oder ihn mit fachlich medizinischen Regeln zum Schweigen zu bringen, sondern indem wir uns hörend darauf einlassen, was er zu sagen hat.

Dies kann kein Mensch ständig leisten. Aber oft reicht es schon, wenn das in der Praxis wenigstens minutenweise gelingt, wobei unter hörender Grundhaltung nicht Hörigkeit zu verstehen ist.

Mit dieser Einstellung teilen wir für den Augenblick, in dem wir uns so verhalten, die Hoffnungslosigkeit und Verzweiflung des chronisch Kranken und ermöglichen ihm so, aus seiner Isolation im Dialog mit uns herauszufinden.

Daraus folgt der nächste Schritt, dass wir zu verlässlichen Begleitern der Illusionen von chronisch Kranken werden.

Illusionen sind spielerisch, kreativ und können in kritischen Situationen lebensrettend sein. Doch immer noch zu oft empfinden wir sie als lästig und tun sie gerne mit Stöhnen ab. Denn da ist jemand, der sich ständig über Kleinigkeiten aufregt, uns mit „Sonderwünschen und Extrawürsten" quält. Da hat der eine von einer Spontanheilung gelesen, während der andere ein Naturheilmittel ausprobieren und der dritte eine Wahrsagerin aufsuchen will. Jeder hat seinen eigenen Illusionsstil. Illusionen sind erste Versuche, trotz Ausweglosigkeit neue Wege zu finden, und zeigen sich uns zunächst als „verrückt" erscheinende Umwege. Wir haben die Aufgabe, diese Illusionen mit unseren Patienten zu teilen und sie auf ihren „verrückten Umwegen" zu begleiten. Der Versuch, ihnen solche Illusionen auszureden, würde sie in destruktives Verhalten hineintreiben.

Natürlich wäre dies für uns Pflegekräfte eine Überforderung, der wir im Alltag nie dauernd, sehr wohl aber im Einzelfall nachkommen können: z. B. sich auf ein Gespräch über den Besuch bei einer Wahrsagerin und dessen Ergebnis einzulassen. Dadurch erfährt der Patient, dass er nicht nur medizinisch, sondern auch emotional in seiner Verzweiflung ernst genommen wird, dass die Beziehung zwischen ihm und der Pflegekraft stimmt. Nur so lernt er, allmählich auf seine Illusionen zu verzichten und sich langsam an die neue, fremde Realität heranzutasten. Nicht wir müssen den Patienten desillusionieren, er selbst muss es tun, sich seiner Begrenztheit bewusst werden, seine Endlichkeit und seinen möglichen Tod akzeptieren.

Zur Wahrheit findet man selten direkt, eher über den Umweg der Unwahrheit, etwa über Auf- und Abbau von Illusionen. Durch ihre „aktiv zuhörende" Grundhaltung ermöglicht die Pflegekraft dem Patienten, seine Geschichte neu zu erzählen, aus seiner Krankengeschichte seine Lebensgeschichte neu zu entwickeln, die ihn begrenzende, chronische Erkrankung in seinen Lebensentwurf zu integrieren. Auch hierbei gilt es, dem Leiden des anderen ins Gesicht zu sehen, ihn über das Hadern mit dem Schicksal – warum gerade ich? – nicht hinweg zu trösten. Nur dann kann dem Patienten eine neue Sichtweise seiner Krankengeschichte und die Integration der ihn begrenzenden Erkrankung in sein Leben gelingen, wenn er die Möglichkeit bekommt, über die Ursachen seiner Krankheit immer wieder von neuem zu erzählen.

Das heißt, dass die Qualität unserer Beziehung zum Patienten auch die Qualität unseres Handeln als Pflegekräfte ihm gegenüber bestimmt.

Wir sollten uns daher bewusster machen, dass wir von chronisch Kranken radikal und deutlich lernen sollten, was ohnehin unsere tägliche Aufgabe ist: Unsere eigenen Unzulänglichkeiten und Grenzen zu erkennen und den Tod als Bestandteil auch unseres Lebens zu begreifen.

Es ist vorrangige Aufgabe medizinischer Aus-, Fort- und Weiterbildung, die Grundlagen für solche Reflektionen sowohl theoretisch – als auch praktisch – in größerer Ausführlichkeit als bisher zu vermitteln.

Ein sehr guter Anfang ist die Möglichkeit, sich in einer zweijährigen Ausbildung als Fachkraft für Nephrologie zu spezialisieren. Wichtig für die Inhalte dieser Ausbildung wäre ein Überdenken des Verhältnisses von fachlich medizinischen zu psychosozialen Inhalten. Dafür ist eine Verlängerung der Ausbildungszeit unabdingbar.

An guten Weiterbildungsangeboten zu psychosozialen Themen mangelt es nicht; was fehlt, ist, dass dafür gesorgt wird, dass diese Angebote auch in entsprechendem Umfang wahrgenommen werden. Also, packen wir's an!

Literaturverzeichnis

H. Alexander: Historische Entwicklung der Nierenersatzverfahren, in: L. Borger, Dialyse, München – Wien – Baltimore 1997, S. 27 ff

Dies.: Historische Entwicklung der Nierenersatzverfahren, in: Der Dialysepatient, Sonderheft Mai 2001, S. 10ff

Dies.: Entwicklung der Peritonealdialyse, in: Der Dialysepatient, Sonderheft Mai 2001, S. 14 f

B. Alker: Aufbau von Dialysegeräten, in: L. Borger, Dialyse, München – Wien – Baltimore 1997, S. 78 ff

H. Bach: Die Entwicklung der künstlichen Niere und Hydrodiffusion und Hämodialyse von J. A. Nollet bis G. Haas. Der Ursprung des ersten künstlichen inneren Organs. Arbeiten zur Geschichte der Medizin in Giessen, hrsg. von J. Benedum, Giessen 1983

G. Baltzer, H.G. Ohm, J. Nikolay: Jakob Henle – ein Gelehrtenleben des 19. Jahrhunderts, in: Nieren- und Hochdruckkrankheiten, 3/2003, S. 108 ff

M. und P. Bierbüsse: Prinzip der Dialyseverfahren, in: L. Borger, Dialyse, München – Wien – Baltimore 1997, S. 43 ff

C. R. Blagg: The early years of chronic dialysis: the Seattle contribution, in: American Journal of Nephrology, 19/1999, S. 350 ff

J. Bleker, Die Geschichte der Nierenkrankheiten, Mannheim 1972

H. Brass, H. Losse: Volhards Schüler, in: Nieren- und Hochdruckkrankheiten, 3/2003, S. 118 ff

G. Breuch: Fachpflege Nephrologie und Dialyse, 2. Auflage, München 2000

P. Deetjen: Kurt Kramer, in: Nieren- und Hochdruckkrankheiten, 3/2003, S. 126 ff

K. Dörner: Hoffnung – Wie können wir helfen, dass chronisch Kranke sie aufrechterhalten?, in: ADTNA/ERCA/Journal 2000 XXVL

P. Fagette: Hemodialysis 1912 – 1945: No medical technology before its time, in: ASAIO Journal 1999, S. 238 ff

V. Heinze: Hans Sarre, in: Nieren- und Hochdruckkrankheiten, 3/2003, S. 120 ff

K. Hierholzer, Karl Julius Ullrich: Historiy of renal physiology in Germany during the 19th Century, in: American Journal of Nephrology, 19/1999, S. 243 ff

W. J. Kolff: Eigene Erfahrungen mit künstlichen Organen etc., in: Nieren- und Hochdruckkrankheiten, 3/2003, S. 97 ff

K. Konner: Geschichte des Gefäßzugangs zur Hämodialyse, in: Journal für das nephrologische Team 3/1999, S. 101 ff

S. Krüger: Peritonealdialyse, in: H. Brass, H. Losse: Volhards

Schüler, in: Nieren- und Hochdruckkrankheiten, 3/2003, S. 184 ff

G. Richet: Für Jean Hamburger war klinische Nephrologie eine Wissenschaft, in: Nieren- und Hochdruckkrankheiten, 3/2003, S. 129 ff

M. E. Salem, G. Eknoyan: The kidney in ancient egyptian medicine: where does it stand?, in: American Journal of Nephrology, 19/1999, S. 140 ff

G. Schönweiß: Dialysefibel, Erlangen 1990

G. Stein: Nils Alwall, in: Nieren- und Hochdruckkrankheiten, 3/2003, S. 101 ff

E. Streicher: Hämodialyse. Grundlagen, Technik, Raum- und Personalbedarf, Kostenrechnung. Stuttgart 1971

M. Teschner, A. Klassen, R. Schmidt, G. Kraatz, A. Heidland: Georg Ganter – ein Pionier der Peritonealdialysetherapie, in: Nieren- und Hochdruckkrankheiten, 3/2003, S. 91 ff

J. Thorwald: Die Patienten, Zürich 1971

Bildnachweis

Archiv Prof. Dr. H.-W. Schneider und Nachlass
Prof. Dr. E. Streicher
Privatsammlung Elisabeth Pfinder-Nohe
Dialysemuseum Fürth, Frau H. Alexander